LÆKNINGAMÁTTUR MÓÐUR NÁTTÚRU

Yogacharya Shri Anmol Yadav

Efnisyfirlit

Formáli

Kæru lesendur

Þessi bók er mín eigin saga. Ég hef lært mikið af lífsreynslu minni. Reynslusviðin eru réttur matur, ayurveda, náttúrulækningar, andleg og guðleg þekking. Hvaða þekkingu sem ég hef aflað mér í dag, þá er uppspretta hennar veikindi mín í tvö ár. Ef ég hefði ekki þjáðst þessi tvö ár, hefði ég verið ósnortinn af þessari vitneskju. Fyrir 2018 var ég alveg heilbrigð. Þjáðist af sjúkdómum frá apríl 2018 til janúar 2020. Ég er fullfrísk frá febrúar 2020 til dagsins í ágúst 2022. Frá febrúar 2020 til dagsins í dag hef ég, fyrir náð Guðs, ekki borðað eina lyfjatöflu. Ég hef fulla trú á því að sama hversu mörg ár ég lifi mun ég aldrei verða veik fyrir það ár. Þetta er aðeins hægt með þekkingu. Ég ætla bara að deila þessari þekkingu með ykkur öllum. Svo komdu með mér í þessa ferð þar sem ég mun segja þér hvernig ég veiktist. Í tvö ár vissi ég ekki hversu mörg lyf ég tók og heimsótti ótal lækna. Frá árinu 2020 í febrúar byrjaði ég að gera breytingar á mataræði mínu, aðallega náttúrulegum mat, sem batt enda á alla sjúkdóma mína. Þetta er ekki kraftaverk heldur algjör vísindi. Þekkingin sem þú munt öðlast eftir lestur þessarar bókar er aðallega sem hér segir. Hvernig gas myndast í líkamanum og hvað á að gera til að gas myndist alls ekki í líkamanum. Hvers vegna myndast sýrustig? Algjör lækning þess með mat.

Hvað veldur hægðatregðu og meðferð hennar. 90% af sjúkdómum heimsins koma upp af þessum þremur ástæðum, ef þú læknar þá, þá læknast restin af sjúkdómunum sjálfkrafa. Ég hef skipt þessari bók í þrjá hluta. Fyrri hlutinn er lífssaga mín. Í þessum hluta finnur þú upplýsingar um bæði sjúkdóminn og meðferð hans. Seinni hlutinn er Ayurveda þar sem við höfum skilgreint Ayurveda á einföldu máli. Þriðji hlutinn er af Spirituality og Bhagavad Gita þar sem þú munt geta læknað fíngerða líkama þinn, þ.e. huga. Eftir að þú hefur fengið þekkingu á Guði muntu geta þekkt réttu leiðina til að lifa lífinu.

1. kafli - Í veikindum

Ójafnvægi í þörmum örverum

Þetta er frá janúar 2018. Ég er með tannpínu. Ég fer á borgaralega spítala. Læknirinn gefur mér lyf, þar á meðal sýklalyf. Tannverkurinn minn læknast með því að taka þessi lyf. Það er vandamál með sýklalyf. Þetta skapar ójafnvægi í örverum okkar í þörmum. Þegar við notum sýklalyf deyja margar góðar bakteríur úr maganum. Við köllum þetta ferli Gut Microbes Imbalance. Þetta veikir meltingarkraft magans.

Aukaverkanir af því að borða hvítlauk

Raunveruleg saga byrjar í apríl 2018. Eitt kvöldið fann ég fyrir hungri. Það voru nokkur grömm í skrifstofubúrinu, sem ég neytti. Meltingarkrafturinn minn var þegar orðinn slakur og eftir að hafa neytt gramma, daginn eftir fann ég fyrir óróleika og vægum verkjum í maganum. Ég fer til læknis og tek nokkur lyf en fæ ekki léttir. Eftir það borða ég hvítlauksrif á kvöldin. Daginn eftir eftir að hafa borðað hvítlauk finn ég fyrir hita í maganum og gasið hættir alveg að koma úr maganum. Með öðrum orðum, ég gat ekki tekið út gasið sem myndast í maganum. Þú getur skilið hvernig ástand einstaklings verður sem er með gas í maganum en ef hann er ekki fær um að fjarlægja gasið. Eftir það fór ég á borgaralega spítala. Þaðan kom nokkur lyf sem læknirinn gaf. Eftir að hafa tekið þessi lyf minnkaði hitinn aðeins í maganum en ég gat samt ekki fjarlægt gasið sem hafði myndast í maganum. Eftir það fór ég til einkarekinn meltingarlæknis (læknir 1) þ.e magalæknir. Eftir öll klínísku prófin voru nokkur lyf gefin. Jafnvel eftir að hafa tekið þessi lyf hélst vandamálin mín.

Aukaverkanir Clarithromycin sýklalyfja

Það er spurning um ágúst 2020, það var regntímabilið í þá daga. Allt frá því að rigningin byrjaði, þegar ég vaknaði á morgnana, fór ég að fá súr í magann. Ég bjó til sýru, það er þekkt í dag, en á þeim tíma gat ég ekki skilið hvað var að gerast í maganum. Fram að þeim tíma voru engar upplýsingar um hvað sýrustig er. Í dag, með þeirri þekkingu sem ég hef aflað mér um gas, sýrustig, hægðatregðu og almenna heilsu, mun ég vera heilbrigð alla ævi. Veikindi eru einfaldlega skortur á upplýsingum og ekkert annað.

Sýra var aðeins að myndast og ég var heilbrigð allan daginn, svo ég heimsótti engan lækni. Eftir nokkra daga fór sýrustig að taka á sig hræðilega mynd. Þann 15. ágúst 2020 fór ég til einkarekinn meltingarlæknis (læknir 2) um kvöldið. Þann dag gaf hann engin lyf og sagði að speglun þín yrði gerð á morgun og eftir það verður lyfið gefið eftir að hafa séð skýrsluna. Endoscopy var gerð daginn eftir og Magabólgu H. Pylori sýking kom í skýrslunni. Læknirinn gaf lyf í 15 daga. Sá engin léttir af þessum lyfjum, eftir 15 daga fór aftur til læknis. Að þessu sinni ávísaði læknirinn H Pylori setti þar sem helstu lyfin voru Clarithromycin, Amoxicillin og Pantoprazol. Eftir að hafa tekið þessi lyf versnaði ástand mitt á tveimur dögum. Þegar ég fór aftur til læknis sagði læknirinn að ef það á að binda enda á sýkingu af H Pylori þá þarf að klára meðferð þessara lyfja. Byrjaði aftur að taka lyf, í þetta skiptið gat ég tekið lyf í fjóra daga. En í þetta skiptið, eftir að hafa neytt þessara lyfja, byrjuðu mismunandi vandamál. Ég var að fara úr böndunum, líkaminn varð heitur og hjartslátturinn var líka að verða óeðlilegur. Þetta var í fyrsta skipti sem ég hafði upplifað slíkt á öllu mínu lífi. Sársauki er hægt að þola, en ef einstaklingur er ekki við stjórnvölinn sjálfur, þá segir hugurinn hvert hann á að hlaupa. Um kvöldið virtist sem síðasti tíminn minn væri í nánd. Ég fór að setjast í horni á veröndinni og fór hátt til að taka nafn Guðs. Ég veit ekki hvaða kraftur var í nafni Guðs, en á næstu mínútum var það alveg rólegt. Kvíði minn var horfinn. Ég var algjörlega í mínu valdi. Ofangreind einkenni sem ég fann fyrir voru aukaverkun sýklalyfs sem heitir Clarithromycin.

Áhrif Clarithromycin sýklalyfja á skjaldkirtil

Ofangreind einkenni sem ég fann, einhver hluti þess var enn til staðar í líkama mínum. Innan fjögurra daga var líkami minn alveg þurr. Öll beinin sáust. Ég varð hræddur. Ég hafði komist að því að nokkrar stórar breytingar höfðu átt sér stað á líkama mínum, sem hélt áfram að breytast enn frekar. Eftir það fer ég á stærsta sjúkrahúsið í borginni minni. Ég er lagður inn á sjúkrahúsið og allar prófanir mínar eru gerðar. Í rannsókninni voru aðallega tölvusneiðmyndir, segulómun á kvið, ómskoðun, röntgen og allar blóðrannsóknir gerðar. Allar skýrslur voru eðlilegar meðan á rannsókninni stóð. Aðeins TSH magn hækkaði. Læknirinn gaf mér lyf sem heitir Thyronorm og gaf fyrirmæli um að þetta lyf ætti ekki að hætta ævilangt.

Góð og slæm áhrif mjólkur

Til að gefa skarð í sögu mína langar mig að ræða um mjólk, eftir það aftur höldum við áfram með söguna okkar. Frá árinu 2000 til ársins 2010 neytti ég ekki mjólkur. Á þessum tíma var líkami minn grannur, lipur, alltaf orkumikill og fullur af jákvæðni. Byrjaði að drekka mjólk frá árinu 2010 og það hélt áfram til febrúar 2020. Frá árinu 2010 til 2017 fékk ég bara góðan árangur af mjólk. Á meðan á þessu stóð hafði þyngd mín aukist í jafnvægi með því að drekka mjólk. Að drekka mjólk gaf mér orku og gleði allan daginn. Daginn þegar ég drakk ekki mjólk fann ég fyrir minni orku og minni hamingju í líkamanum. Vegna þessara eiginleika mjólkur var ég orðin háð því að drekka mjólk. Þetta voru nokkrir af góðu eiginleikum mjólkur.

Dagarnir þegar Acidity byrjaði í ágúst 2018. Á þeim tíma neytti ég líka mjólkur. Aðalástæðan fyrir sýrumyndun hér var rigning og neyslumjólk. Ég vissi ekki á þeim tíma að aðalástæðan fyrir myndun sýrustigs væri inntaka mjólkur á regntíma. Ég var ekki meðvituð um að það sem er að gerast í líkama mínum er sýrustig. Í dag þegar ég hef kynnst öllum leyndardómum líkamans get ég séð fortíðar orsakir mjög vel. Ef meltingarkrafturinn er veik þá framleiðir mjólkin bæðl gas og sýrustig. Þannig að út frá þeirri þekkingu sem ég hef aflað mér myndi ég segja að eftir að hafa orðið fullorðin ættum við alveg að hætta að drekka mjólk. Neysla mjólkur eykur þyngd. Mjólk framleiðir bæði gas og sýrustig. Það er það mikilvægasta. Gas og sýrustig eru undirstaða 70% sjúkdóma heimsins. Ef við útrýmum rótinni, þá geta 70% sjúkdómanna horfið úr heiminum.

Líkaminn okkar framleiðir eins mikið kólesteról og líkaminn þarfnast. Það eru í grundvallaratriðum tvær uppsprettur kólesteróls í líkama okkar. Fyrsta uppspretta er líkami okkar, líkami okkar sjálfur framleiðir kólesteról samkvæmt kröfunni. Önnur grunnuppspretta er dýraafurðir, sem aðallega samanstanda af mjólk og kjöti. Kólesteról hækkar aðeins þegar við tökum meira kólesteról að utan. Ef mjólk og kjöt er hætt, þá mun aukið kólesteról koma í veg fyrir. Hér með mjólk á ég við allar vörur úr mjólk eins og mjólk, ghee, smjör, skyri, mysa, paneer, allt sælgæti úr mjólk.

Farðu á fætur á miðnætti og borðaðu

Í nóvember, desember 2018, gekk ég í gegnum undarlegt vandamál. Alltaf þegar ég svaf á nóttunni kom einhver hávaði úr maganum á mér. Ég var að sofna. Ég var vöku til morguns. Tvö ný vandamál eins og gæði raddarinnar og svefnleysi bættust við. Hljóðið af dyggð í maganum kom áður eftir fjögurra klukkustunda inntöku matar. Við öll þessi vandamál hafði þyngd mín líka minnkað mikið. Til að losna við dyggðarvandann fór ég á fætur um miðja nótt og fór að borða. Sá hávaði tengdist fastandi maga. Gerir einhver það vel? Gefðu einhver vandamál.

Ítarleg umfjöllun um gas og sýrustig

Árið 2018 er liðið. Vandamálin mín voru enn til staðar. Ég var enn á 2 til 3 lyfjum, aðallega

Thyronorm fyrir TSH stjórn, sem átti að taka á fastandi maga um leið og ég vaknaði á morgnana, annað lyf var til að stjórna gasi og sýrustigi sem þurfti að taka hálftíma fyrir. máltíðir. Datt í hug að ráðfæra sig við annan meltingarlækni (lækni 3) í janúar 2019. Þessi læknir var mjög frægur. Ráðgjafargjöld þeirra og önnur próf voru mjög há. Það var hugsun í huga mér, þóknun þessara lækna er svo dýr að ég gæti kannski læknast af þeim. Þegar maður er í uppnámi hugsar hann með mörgum mismunandi brellum. Ég lenti í svipuðum aðstæðum. Eftir læknisheimsóknina fór hann líka í ristilspeglun og allar blóðprufur. Fáðu nokkrar prófanir fyrir utan heilsugæslustöðina, sneiðmyndatöku af kvið og brjósti, röntgenmyndir o.s.frv. Það var einhver léttir af lyfjunum sem þessi læknir gaf. Lyfin sem hann hafði skrifað voru aðallega Normaxin og Providac. Providac var fyrst og fremst hylki af tegund góðra baktería. Þessi lyf losnuðu við vandamál magaeiginleika, en aðeins 30% ávinningur fannst í öðrum magakvillum. Ég var algjörlega háð eiturlyfjum. Ef þú tekur ekki lyf, þá verða vandamálin verri.

Misheppnuð tilraun til að hætta skjaldkirtilslyfjum

Allir læknarnir voru á sömu skoðun varðandi skjaldkirtilslyf, að þegar byrjað er að byrja á þessari pilla þarf að borða hana alla ævi. Ég gæti aldrei sætt mig við þetta sem læknarnir sögðu. Skynsemi mín var vön að segja að ef sjúkdómur hefur komið einu sinni í líkamann, þá er ástæðan fyrir því að sá sjúkdómur hefur komið upp, ef unnið er að þeim ástæðum, þá er hægt að lækna þann sjúkdóm frá rótinni. Ég skil ekki af hverju læknar segja að ef skjaldkirtill komi einu sinni þá þurfi maður að taka pillu ævilangt. Satt að segja er að hluta það sem læknirinn sagði satt. En ekki fullkominn sannleikur. Reyndar þegar við byrjum að taka skjaldkirtilstöfluna verður skjaldkirtilspillan bara konan þín. Ég meina þetta lyf er svo hræðilegt að þú munt aldrei geta hætt. Jafnvel þú munt reyna en þér mun mistakast. Segðu bara að samband þessarar pillunnar hafi myndast, sem getur ekki farið jafnvel með því að reyna. Alltaf þegar þú sleppir lyfinu - þá mun þetta lyf hræða þig. Láttu okkur vita hversu ógnvekjandi þetta lyf er. Eftir að hafa yfirgefið þessa pillu koma neikvæð einkenni eftir tvo daga. Fyrsta einkenni er taugaveiklun, annað sviti um allan líkamann, þriðja blóðþrýstingur er hár, líður illa, hugurinn er ekki undir stjórn. Á heildina litið er þetta lyf völundarhús. Það er mjög erfitt að komast út úr þeim sem er einu sinni fastur. Ég reyndi að hætta á skjaldkirtilstöflunni um það bil fjórum til fimm sinnum á tveimur árum í veikindum. En mistókst í hvert skipti. Í hvert skipti sem mér mistekst, stendur upp og reynir aftur. Vandamálið með þessa pillu var að það þurfti að taka hana strax eftir að hafa farið fram úr rúminu snemma á morgnana. Nú er vandamálið við þetta að þú ert að minna þig á það með pillu að þú sért með svona og svona sjúkdóm. Spurningin mín er sú að jafnvel þó að TSH-gildið þitt sé innan eðlilegra marka, þá geturðu ekki sleppt þessari töflu. Um leið og þú sleppir pillunni munu ofangreind einkenni koma inn í líkamann og TSH gildið hækkar aftur. Þessi pilla stjórnar TSH-gildinu en líkaminn verður háður þessari pillu. Ég borðaði mörg lyf sem læknar ávísuðu í veikindum mínum, en neikvæða fíknin sem var í þessari pillu var ekki í neinni annarri. Ég kom út úr völundarhúsi þessa lyfs, skýringuna á því verður að finna í næstu köflum.

Fþroskunarvandamál

Árið 2019 byrjar rigningartímabilið og vandamálin mín fara að versna. Ég er að hugsa um að ráðfæra mig við annan lækni. Á þessum tíma tók ég alls fjögur lyf. Þar á meðal eru Thyronorm, gaspilla fyrir máltíð, Providac og Normaxin. Þrátt fyrir að hafa tekið öll þessi lyf var mér mjög brugðið. Þessi vandamál eru aðallega gasmyndun og gasverkir, sýrumyndun og sýrustig vegna sársauka, taugaveiklun, engin lífsnautn, eins og lífið sé einungis lifað með því að ýta, þyngdartap, þó það sé ekki vandamál en það veit ég í dag. Fyrstu hugsanir mínar um þyngd voru aðrar, ég hafði grennst mikið sem ég vildi ná aftur. Eftir að hafa fengið skjaldkirtil er líkami minn orðinn eins og sandhaugur. Gerðu aðra erfiða og hina hliðina vanur að hrynja. Það er að segja tilraun til að auka þyngd annars vegar og hins vegar þyngdin sem áður var farin að minnka aftur. Þannig var líka baráttan varðandi þyngd í gangi. Nýtt vandamál fæddist þessa dagana. Á kvöldin frá um fjögur til sex var maginn vanur að blása upp eins og blaðra. Vegna þessa var líka erfitt að anda.

Þegar hann sá öll þessi vandamál var nýr meltingarlæknir (magasérfræðingur) sýndur lækninum. Nýi læknirinn gerði einnig allar rannsóknir sínar upp á nýtt. Lyfin sem hann skrifaði voru nánast þau lyf sem fyrri læknar ávísuðu. Eina lyfið sem nýlega var kynnt var lyf við vindgangi. Lyfið við vindgangi virkaði aðeins í 9 til 10 daga og aftur varð vandamálið það sama. Eftir að hafa ráðfært mig við fjóra mismunandi meltingarfræðinga (magasérfræðinga) skildi ég eitt mjög vel. Þeir höfðu notað hámarksfjölda lyfja sem þeir höfðu. Nú var ekkert eftir nema það. Vegna þess að allir sérfræðingarnir voru að ávísa sömu tegund af lyfjum með því að snúa þeim.

Hallast að hómópatíumeðferð

Eftir að hafa tekið hámarksmeðferð í Allopathy hneigðist ég til hómópatíu. Að hugsa um að kannski sé hægt að meðhöndla þetta vandamál í hómópatíu, með þessum hugleiðingum fór ég á stærstu hómópatíustofuna í borginni. Eftir að hafa séð margar spurningar og skýrslur, gaf hann nokkur lyf. Eftir að hafa tekið þessi lyf versnaði vandamálin mín. Ég frestaði þessari meðferð hér.

Annað sem var algengt í allópatíu var að enginn læknir hafði talað um mat fyrr en nú. Í dag kemur það mér á óvart að það sé svona stór aðferð þar sem ekki er talað um mat.

Hallast að Ayurvedic meðferð

Hversu mikið við reynum að endurheimta heilsu líkama okkar. En þegar við höfum þessa heilsu, þá kunnum við ekki að meta hana. Vegna þess að það er ókeypis. Við vitum líka verð ástarinnar sem við eigum í erfiðleikum með að fá. Því fyrr sem við vitum þetta, því betra fyrir okkur. Í dag hef ég misst heilsuna og fundið hana aftur, ég veit gildi hennar. Ég hef vitað verðið og þess vegna skrifa ég þessa bók. Fyrir mér er þessi þekking mín það dýrmætasta í heimi. Milljarðar rúpíur og demantaskartgripir kosta núll fyrir framan þessa vitneskju fyrir mig.

Eftir að hafa tekið meðferðina með tvenns konar aðferðum, þegar engin lausn kom út, þá datt mér í hug að fara í meðferð með Ayurvedic aðferðinni. Komst á Ayurvedic sjúkrahús með allar skýrslur mínar. Eftir að hafa skoðað allar skýrslur þar og eftir nokkurn spurningalista skrifaði hann nokkur Ayurvedic lyf. Það var smá léttir af þessum Ayurvedic lyfjum en það var ekki nóg. Ég hélt áfram að taka lyf í nokkra mánuði með þá hugsun að nú myndu þessi lyf virka, en allt var til einskis. Í dag þegar ég hef lokið Ayurveda-námi, sé ég að Ayurveda-lyf voru til staðar í þeirri meðferð en

Ayurveda var ekki til staðar. Þetta er ástæðan fyrir því að Ayurveda er á eftir Allopathy. Í dag hef ég komist að því að þekking á Allopathy er mjög lítil fyrir framan Ayurveda. Nú á dögum meðhöndlar Ayurvedic læknir á línum Allopathy. Jafnvel mikilvægari en Ayurvedic lyf í Ayurveda eru reglur Ayurveda, sem við verðum að fylgja. Ég man eftir sögunni minni, læknirinn gaf mér bara lyf, en talaði ekki um meginreglur Ayurveda, svo hvernig get ég fengið einhvern ávinning af meðferð. Þess vegna er ég að segja að það hafi verið til ayurvedic lyf en engin ayurveda. Árið 2019 var líka búið með árið 2018 og vandamálin mín voru þau sömu.

Kafli 2 - Tenging við náttúruna

Embættisflutningur

Héðan var nýr kafli að bætast í líf mitt. Stærsta breyting lífs míns var að verða. Í nóvember 2019 var skrifstofan mín færð á nýjan stað. Sérstaða þessarar skrifstofu var að hún hafði tvo stóra garða sitt hvoru megin. Vegna lítillar vinnu á skrifstofunni fór ég að eyða mestum tíma í þessum görðum. Eftir að hafa borðað hádegismat fór ég í garðinn og lagðist á jörðina þar. Ég áttaði mig á einu að hádegismaturinn minn var auðmeltur. Eitt hafði ég skilið að áhrif náttúrunnar eru á líkama okkar. Það hefur áhrif á sjúkdóma okkar. Nú sá ég minna á skrifstofunni og meira í görðunum. Tveir til þrír mánuðir voru liðnir af þessu.

Fyrsta notkun náttúrulegs matvæla

Það var dagur þegar ég ákvað að hvers vegna ekki að gera algjöra breytingu á mataræðinu. Þessi ákvörðun snerist um að borða bara salat allan daginn. Sama kvöld keypti ég allt hráefnið í salatið og fór með það heim. Ég mun aldrei gleyma þessum degi 5. febrúar 2020 sem breytti lífi mínu og hélt því. Kæru lesendur, munið þessa dagsetningu því þessi dagsetning á eftir að verða notuð margoft. Um morguninn fór ég á skrifstofuna eftir að hafa bara borðað salat og tók bara salat í hádeginu. Eftir að ég kom á skrifstofuna, eftir að hafa lokið sumum verkefnum mínum, fór ég í garðinn eins og venjulega. Í dag virtist loftið í garðinum svo kalt og ilmandi að ég get ekki skrifað mikið í orð. Eftir að hafa borðað salat allan daginn, um kvöldið, var ég örmagna, ekki líkamlega heldur með tungu. Líkamlega hafði ég meiri styrk en aðra daglega. Eftir að hafa orðið fyrir barðinu á tungunni tek ég heim eldaðan mat. Svo á heildina litið var ég ánægður með að ég gat að minnsta kosti breytt tveimur máltíðum af þremur máltíðum.

Fyrsta notkun enema

Eftir 4 til 5 daga eftir að ég byrjaði á mataræði keypti ég líka Enema kit. Gerði það sama kvöld og ég keypti það. Ég var mjög áhugasamur um að gera Enema því maginn á mér var ekki hreinsaður almennilega í marga mánuði. Þess vegna hafði ég miklar vonir frá Enema um að það myndi hreinsa magann alveg. Í síðasta áfanga vandamálanna hafði ég skilið að ef maginn byrjar að þrífa almennilega á hverjum degi þá munu öll vandamálin mín hætta sjálfkrafa. Fyrstu 7 dagana var enema gert bæði að morgni og kvöldi og næstu 7 daga aðeins í einu þ.e.a.s. snemma morguns. Eftir það var æðakveikjan stöðvuð þegar vinnu hans var lokið. Enema hreinsar aðallega ristilinn. Eftir að ristillinn er hreinsaður, ef hreinn matur er borðaður, byrjar maginn að þrífa sjálfkrafa. Mig langar að deila reynslu sem tengist Anima með ykkur öllum. Ég man enn eftir kvöldinu þegar ég gerði klausann í fyrsta skipti, eins og eitthvað eitur hefði komið út úr líkamanum. Innan úr líkamanum kom út úrgangsefninu svart kolalíkt efni. Margir mánuðir af óhreinindum voru að koma út í dag. Og þessi reynsla var svo mikil fyrir mig að ég deildi þessu með öllum. Eftir þessi áhrif enema var spurning í huga mér hvers vegna ég vissi ekki um enema fyrr.

Drekktu grænan djús

Eftir að hafa gert enema var maginn hreinn en það var frekar seint, ég vildi að maginn væri skýr snemma á morgnana. Fyrir þetta byrjaði ég að taka grænan djús um leið og ég vaknaði á morgnana. Fyrsti græni safinn var spínat og tómatar. Annar græni safinn var úr beiskju grasi. Annað hvort tveggja notaði til að neyta safa. Maginn verður skýr eftir einn og hálfan tíma eftir að hafa tekið grænan safa af spínati og tómötum. Maginn var hreinsaður aðeins eftir hálftíma eftir að hafa tekið bitur kálsafa. Spínat og tómatsafa er mjög auðvelt að taka, og það bragðast svolítið ljúffengt að drekka. En það er svolítið erfitt að taka beiskjusafa. Beiskur grasasafi veldur vægum verkjum í maga fyrstu þrjá til fjóra dagana, svo maður ætti ekki að örvænta. Bitter grasasafi hreinsar magann mjög vel, með öðrum orðum, stráið fjarlægir stráið. Sjúkdómurinn var ekkert nema óhreinindin sjálfur.

Hvernig á að búa til grænan safa

Grænn safi af spínati og tómötum: - Taktu hálft búnt af spínati og tómat. Þvoið bæði vandlega. Skerið það í litla bita og setjið í hrærivélina. Bætið við 150 ml af vatni og blandið því saman. Síið það í gegnum sigti og drekkið það.

Grænn safa úr beiskju grasi: - Taktu tvær eða þrjár meðalstórar beiskjurtar. Skerið það í litla bita og fjarlægið fræin. Settu það í hrærivél og bættu einnig við 250 ml af vatni. Síuðu það og drekktu það og drekktu líka glas af venjulegu vatni.

Ég hef neytt græns safa samfleytt í tvö ár. Ég notaði þessa tvo græna safa allt árið, aðallega á veturna, ég notaði til að neyta tómatsafa og bitur kálsafa á sumrin.

Endir allra eiturlyfja

Eftir að hafa tekið aðeins salat yfir daginn og heimaeldaðan mat í kvöldmatinn voru öll lyf stöðvuð á næstu sjö dögum, aðeins Thyronorm lyfið hélt áfram. Á dögunum þegar ég breytti mataræði neytti ég um 6 lyfja, þar af voru 5 lyf búin.

Sagan um að hætta með Thyronorm

Thyronorm, sem er fyrst og fremst skjaldkirtilslyf, er ávísað til að stjórna TSH gildinu. Eitt stærsta og helsta vandamál Thyronorm sem ég upplifði er erfitt að koma í orð, en ég mun reyna. Það var gríðarleg tilfinning í lífi mínu eftir að hafa tekið þetta lyf. Það er erfitt að koma þessari tilfinningu í orð. Það var áður viðhorf í að gera hluti. Ég var orkumikill allan daginn. Ég var full af jákvæðri orku. Allir þessir hlutir voru innra með mér, en frá því ég byrjaði að taka það voru allir þessir hlutir horfnir úr lífi mínu. Nú í lífi mínu hvorki þessi gífurlega tilfinning né þessi afstaða. Lífinu var bara lifað. Fyrir mér var þetta líf ekki líf heldur orðið að byrði. Eins og mér hafi verið refsað fyrir einhver mistök og ég sætti mig við þá refsingu. Ég vildi bara losna við þessa pillu. Stefna að því að hætta þessari töflu eftir 10-15 daga breytingar á mataræði. Stefnan var sú að ég myndi minnka lyfið í aðeins 6,25mcg á viku. Með því að gera þetta finnst líkami minn ekki að ég hafi yfirgefið lyfið. Í þá daga notaði ég Thyronorm 50mcg. Það var líka stefna í þessu, að einn daginn myndi ég borða heil 50mcg og daginn eftir myndi ég borða 37.50mcg, þ.e.a.s. 12,50mcg minna. Ef ég geri útreikninga á þennan hátt, þá borðaði ég minna 6,25mcg lyf á viku. Þannig hafði ég hætt öllu lyfinu innan eins og hálfs mánaðar með því að minnka lyfið niður í 6,25 míkrógrömm á viku. Ég hef lært af fyrri reynslu að þremur dögum eftir að ég hætti á lyfinu koma neikvæðu áhrifin á líkamann. Þess vegna gerði ég þessa stefnu að eftir að hafa minnkað 12,50mcg einn dag í röð, daginn eftir ætti að taka 50mcg pilluna í heild sinni.

Það er mín reynsla að tilkoma og aukning á TSH, skortur á stjórn á glúkósa, aukin tíðni blóðþrýstings, að fara úr böndunum á kólesteról o.s.frv. Það er ástæða á bak við niðurstöðuna. Það þarf að vinna af þeim sökum. Ég get sagt þessar ástæður í aðeins fimm orðum. Gas, sýrustig, hægðatregða (þ.e. hreinsar ekki magann), Kapha og stjórnlausan huga. Þetta er undirrót 90% sjúkdóma í heiminum. Allir læknar heimsins vinna aðeins að niðurstöðunni þ.e. einkennum, sem ég hef séð í tvö ár í veikindum mínum. En hin forna þekking á landi okkar, Ayurveda, vinnur á þessum ástæðum. En Ayurvedic læknar í dag eru heldur ekki að fylgja þessari vitneskju heldur afrita aðrar leiðir. Þess vegna skilar Ayurvedic meðferð ekki neinum sérstökum árangri.

Mín reynsla af prófum

Ég er að tala um blóðprufu, sneiðmyndatöku, segulómun, speglun, ristilspeglun. Hver er merking þessara skýrslna? Ég segi hvorki að það sé algjörlega tilgangslaust né heldur að það sé algjörlega tilgangslaust. Ég segi að reyndur læknir ætti aðeins að vita hvert vandamálið er út frá lýsingu einstaklings á vandamálum sínum. En hér, ásamt smáatriðum, er líkaminn allur skoðaður og þrátt fyrir þessar skoðanir er lausnin ekki fundin. Eins og nefnt er í Ayurveda, ef unnið er að þessum þremur ástæðum, þá verða allar rannsóknir marklausar. Ef undirrót vandans er aðeins þrjú, hver er þá þörf á rannsókn, hvers vegna ekki að vinna beint úr þeim ástæðum. Fimmta ástæðan sem ég hef sýnt er sú að stjórnlausi hugurinn talar ekki einu sinni um það. Engin vél í heiminum getur sagt ástæðurnar sem ég sýndi, en aðeins manneskja getur sagt þessi vandamál. Rannsóknin skiptir því ekki miklu máli. Ég hef ekki tekið nein próf síðastliðin tvö og hálft ár og mun ekki gera það það sem eftir er ævinnar. Ég hef lært hvernig á að vera heilbrigð. Ég hef líka kynnst því hvernig líkaminn verður veikur. Þetta er ekki mikil þekking, þú getur líka vitað það.

Heilsa þýðir heilbrigði í líkama og huga. Í nútímanum er aðeins líkaminn meðhöndlaður, það líka á einkennum en ekki á orsök, enginn meðhöndlar hugann yfirleitt. Nema við vinnum á báðum vandamálunum saman fáum við ekki fullan ávinning. Þess vegna, ásamt réttum og náttúrulegum mat, verður maður að vera tengdur andlega. Náttúrulegur matur læknar líkamann og andlegt líf læknar hugann.

Nýtt vandamál eftir mánuð í megrun

Það er saga næstum eftir að þú byrjar mataræði, sem þú munt fá að læra mikið af. 10. mars 2020 Á Holi degi koma nokkrir vinir mínir í húsið. Þegar þeir sáu líkama minn fóru þeir að spyrja hvort þér líði vel, þú ert orðinn mjög veikburða. Þannig myndi hver sá sem sér kunningja minn segja aðeins eitt: að þú ert orðinn mjög veikburða. En á Holi degi, hvernig þeir spurðu spurningarinnar, tók ég það of alvarlega. Nú fór ég að hugsa um að þyngjast héðan. Ég hugsaði mikið um hvað ég ætti að borða til að þyngjast. Ég náði bestum árangri af mataræði á einum mánuði, þar af leiðandi hafði ég einnig fengið þekkingu á réttum og röngum mat. Þess vegna gat ég ekki borðað sama mat og áður. Hefði ég gert það hefðu vandræði mín komið aftur, það var víst og ég vissi það vel. Ég fann hugmynd. Ég hugsaði af hverju ekki að borða mysuprótein. Ég gerði rannsóknir á mysupróteini, komst að því að það hefur líka þrjá eiginleika, einn Simple, annar Isolate, þriðji Hydrolysed. Munurinn er sá að Simple er þungt að melta, Isolate er betra en það og Hydrolyzed þarf ekki að melta, það er Direct Absorbed. Vatnsrofið er svo dýrt miðað við verð þeirra að mjög fáir kaupa það. Ég pantaði vatnsrofið, hugsaði að vandræðagangurinn við að melta ætti að vera áfram, hann ætti að frásogast beint. Ég borða þetta mysuprótein í svona þrjá til fjóra daga og sé að það er mikill bruni í þvaginu. Eftir það hætti ég að borða það. Ég var að velta fyrir mér fyrir hvern ég er að þyngjast. Með mataræðinu sem ég er að taka hafa vandamálin mín minnkað um 90% og ég mun verða fullkomlega heilbrigð í framtíðinni. Fyrir þann sem ég þyngist, þeir munu ekki koma til að bera vandræði mín, ég mun þurfa að bera það. Svo hvers vegna ætti ég að hlusta á einhvern? Eftir þann dag myndi hver sem talaði við mig bregðast við með því að lemja hann þannig að munnurinn yrði lokaður. Ef allir vita þaðan, þá færðu mjög slæmt svar. Þaðan til í dag hef ég aldrei hugsað um að þyngjast.

Eitt í viðbót sem mig langar að deila með ykkur að árin 2012, 2013 og 2014 fór ég í ræktina. Ég hafði aldrei tekið fæðubótarefni og próteinduft jafnvel eftir að hafa farið í ræktina. En líttu á greind mína hér í dag, bara til að láta líkama minn líta vel út. Nú á dögum lifum við sýningarlífi, okkur er alveg sama hvernig líkami okkar hefur það að innan. Fyrir þann þátt hef ég algjörlega gefist upp á lífinu í útlitinu. Eini munurinn sem skiptir mig máli er hvort ég sé sterk og heilbrigð innanfrá, hvort hugurinn sé fullur af jákvæðum hugsunum eða hvort ég sé full af orku eða ekki.

Nokkrar breytingar á náttúrulegum mat meðan á lokun stendur

Hingað til borðaði ég bara salat í heila daga og í kvöldmatinn var heimalagaður maturinn heimalagaður. En ég vissi að ef ég vil jafna mig alveg, þá verður breyting á kvöldmatnum líka. Maturinn sem ég var að borða í kvöldmatinn er sem hér segir, 4 hveiti rotis, linsubaunir (aðallega moong masoor og urad dal) mildaður og grænmeti með kryddi. Allir þessir þrír hlutir áttu eftir að valda vandræðum. Vandamál þeirra eru eftirfarandi: Hveitibrauð festast í þörmunum og um leið og við drekkum vatn berst vatnið í þörmunum, gas byrjar að myndast. Allar pulsur mynda gas og ef líkaminn er súr þá framleiðir hann líka sýrustig. En þú verður að athuga eitt að allar pulsur mynda gas hvort sem það er heilbrigð manneskja eða óheilbrigð manneskja. Grænmeti með mildun og kryddi framleiðir bæði gas og sýru. En það sem er áhugavert að hafa í huga hér er að jafnvel heilbrigð manneskja sem neytir púls mun framleiða gas. Þess vegna ætti heilbrigður einstaklingur að hafa í huga að grænmeti er betra en belgjurtir. Ekki hafa áhyggjur af próteini, ég mun tala frekar um bestu uppsprettu þess. Af þessum ástæðum var nauðsynlegt að breyta matarmáltíðinni. Þó að hvaða smáatriði sem ég hef gefið hér, þá hafði ég ekki þessa þekkingu, en ég vissi örugglega að það eru vandamál í þessum matvælum, því með því að breyta mataræði dagsins, hafði ég lært að hver er munurinn á elduðum mat og hráefni. mat. Af þessum ástæðum vildi ég breyta matarmáltíðinni.

Sem tilraun pantaði ég nokkrar vörur á netinu. Þar var aðallega þrennt, Brún hrísgrjón, hirsi og hafrar. Ég þurfti að borða þá einn af öðrum og ganga úr skugga um hvaða hlutur er að framleiða gas og sýru og hver ekki.

Önnur breyting við lokun

Þar sem ég var hingað til bara að borða salat allan daginn, gerði nokkrar breytingar á lokuninni. Nú er ég farin að borða ávexti líka. Í ávöxtum borðaði ég alla ávextina einn af öðrum og fylgdist með Jákvæðni og Neikvæðni þeirra. Meðal ávaxta sem ég borðaði voru epli, papaya, vínber, bananar, ananas, granatepli o.s.frv. Allt þetta borðaði ég á marga mismunandi vegu eins og að borða eitt í einu og 2- 2 og
Borða 3-3 ávexti saman. Það besta sem kom út var að það er alltaf best að borða bara einn ávöxt í einu. Besti ávöxturinn sem kom út fyrir mig var papaya. Papaya er svo frábært að þessi ávöxtur er enn innifalinn í mataræði mínu og hefur alltaf verið innifalinn í mataræði mínu síðastliðin tvö og hálft ár. Þessa dagana tók ég papaya á morgnana eftir að hafa drukkið grænan safa. Á þessum tíma byrjaði ég að borða bara banana. Banani er svolítið þungur í meltingu, svo eftir einn og hálfan mánuð af mataræði, byrjaði að borða banana. Bestu eiginleikarnir sem ég sá í banana voru, maður fær mikinn styrk með því að borða hann, í öðru lagi eru nokkrir slíkir þættir í honum sem halda vöðvunum glöðum og halda vöðvunum slaka. Ef einhver þjáist af svefnleysi verður hann að borða banana. Núna

ræði ég við þig um allt mataræðið í mars 2020. Um leið og þú vaknar á morgnana er grænn safi, papaya um 21:00, 12:00 bananasalat og kvöldmatur fyrir allan daginn hér að neðan.

Hver reyndist vera bestur meðal hirsi, brún hrísgrjóna og hafrar

Í fyrsta lagi voru brún hrísgrjón gerð og borðuð eins og khichdi, mér fannst þau betri en linsubaunir, hvít hrísgrjón og hveiti roti. Hrísgrjón sýndu betri árangur í gasi, sýru, hægðatregðu o.fl. en áður. Hrísgrjón voru betri en roti og belgjurtir en allt var ekki gott. Nú fór ég að borða Hafrar. Hafrar reyndust algjörlega gagnslausir og voru í meltingartruflunum. Nú var röðin komin að Millets. Það var mikill ótti í huga mínum við hirsi, því ég hafði aldrei borðað hirsi áður. Þar fyrir utan er trefjamagnið í Millets Millets líka mikið, svo að það er ekki hægt að melta það. Með öllum þessum spurningum var Millets loksins búið til. Niðurstaðan sem ég fékk eftir að hafa borðað var algjörlega andstæð hugsun minni. Það var mjög létt í meltingu. Þetta gas var betra en allt korn hvað varðar sýrustig og hægðatregðu. Frá mars 2020 til dagsins í dag ágúst 2022 borða ég aðeins hirsi í korni. Ég hef aldrei séð betra korn en þetta.

Ný stefna til að fjarlægja stífleika í kviðarholi

Vandamálin mín voru horfin úr 80% í 90% á nokkrum dögum. Sama hlutfall af ávinningi fékkst einnig í stirðleika í maga, en þó var þó nokkur spenna og stirðleiki eftir. Mig langaði alltaf að fá líkama minn 100% eins og áður. Ég var ekki tilbúinn að gera málamiðlanir jafnvel smá. Ég hafði komist að því að ef það á að fjarlægja stífleika og álag í maganum þá þarf að hvíla hann í nokkra daga. Að hvílast þýddi einfaldlega að hætta að borða fasta fæðu í nokkra daga og fara í fljótandi fæði. Nú var ég farin að borða bara vatnsmelónu og melónu allan daginn. Innan viku hafði ég náð árangri í stefnu minni. Maginn minn var alveg slakur, stífleiki og spenna í maganum var 100% horfin. Það er ekki auðvelt að gera allt þetta, en sá sem hefur löngun til að fá gamla líkama sinn, hann mun örugglega gera það.

Ný þekking um gasmyndun

Í ofangreindri lýsingu hefurðu séð að ég hef séð hvernig ég losna við stífleika og álag í maga með því að borða melónu og melónu allan daginn, þ.e.a.s. koma á fljótandi fæði. En eftir þetta mataræði hafði komið upp vandamál, það var að gas var að myndast í maganum. Ég gat ekki skilið að þegar allt meltingarvegurinn minn (maginn) er hreinsaður og ég er að taka hreinan mat þá hvers vegna þetta gas er að myndast. Á þessum tíma var gas og sýra ekkert minna en skelfilegt skrímsli fyrir mig. Það er ekki eins auðvelt og það lítur út og þetta er vel þekkt af þeim sem þjáist af gasi og sýrustigi. Nú fór ég að kanna ástæður þessa, eftir það komst ég að annarri undirrót gasmyndunar. Ég hafði þegar kynnst tveimur grunnástæðum gasmyndunar, þar sem fyrsta orsökin er óhreinindi í maganum og önnur orsökin er að borða gas sem framleiðir mat. Þriðja orsökin sem er líka fullkomin vitneskja fyrir mér er sú að ef það er þurrkur í maganum þá myndast gas. Grófleiki myndast þegar við fjarlægjum fitu. Og þetta er það sem ég gerði, líkaminn minn hreinsaðist svo gífurlega með því að borða grænan safa og vatnsmelónumelónu allan daginn á morgnana að fitugleiki meltingarvegarins var horfinn. Ghee af innfæddum kúm er notað til að koma sléttleika aftur í meltingarveginn og til að fjarlægja þurrk. Þegar ég borðaði hirsi á kvöldin borðaði ég tvær til þrjár skeiðar af ghee blandað saman við það. Gasvandamálið var alveg horfið á einum til tveimur dögum. Eftir að hafa neytt ghee samfellt í 7 daga var neysla þess hætt. Vinnu ghee var lokið. Þetta var fullkomin viska fyrir mig. Þessi þekking er kannski lítil í þínum augum, en þú hefur rangt fyrir þér því ef þú vinnur gas, þá verða 70% af sjúkdómum heimsins undir þér stjórn. Gasið er ekki eins auðvelt og þú sérð það.

Byrjar Millet Tvisvar

Í þrjá til fjóra mánuði var eldaður matur aðeins neytt í einu sinni á nóttunni þar sem aðeins hirsi var borðað. Eftir það gerði ég mikla breytingu á mataræði mínu og byrjaði að taka Millets tvisvar. Annar eftir hádegi milli klukkan eitt og þrjú og hinn í kvöldmat.

Það var enn einhver sýrustig

Jafnvel eftir fjögurra til fimm mánaða megrun var enn einhver sýrustig eftir. Í dag þekki ég þetta mjög vel, ef við viljum gamlan og heilbrigðan líkama eins og áður, þá þarf að gera sparnaðinn á þessu mataræði að lágmarki í eitt og hálft ár. Á meðan á þessu stendur færðu líka þekkingu á réttum og röngum mat. Eftir það, jafnvel eftir að þetta tímabil er liðið, heldurðu áfram þessu mataræði. Þeir sem ekki fylgja þessu mataræði halda að þeir sem stunda þetta mataræði séu búnir að gefast upp mikið. En allur heimurinn sem gerir þetta mataræði veit að hver einasta manneskja sem er farin er mjög lítil en fékk mikið. Eftir að hafa farið í þetta mataræði fékk ég þessa hluti smám saman. Gamall grannur og heilbrigður líkami, Alltaf rólegur og slaka á í líkamanum, Vertu fullur af jákvæðni, Haltu huganum rólegum Að vera alltaf orkumikill, ferskur í andanum, hafa tilfinningu fyrir þjónustu þ.e.a.s. Þjóna náttúrunni o.s.frv. Í daglegu lífi , fólk reynir mjög mikið að fá þá, en allt þetta er auðveldlega náð með réttum, hollum og náttúrulegum mat. Þess vegna skiljum við mjög lítið eftir en fáum meira.

Þess vegna, ef það var smá sýrustig þrátt fyrir fjögurra mánaða mataræði, þá er það ekki mikið mál. Sýrustig stafar einnig aðallega af þremur til fjórum ástæðum. Ástæðurnar fyrir því að þetta gerist, sem ég hef kynnst af reynslu minni, mun ég kynna þessar ástæður fyrir þér. Þegar gas myndast í maganum og þú getur ekki losað það út, þá streymir það gas um líkamann og þegar það gas er magi (efri hluti magans þar sem maturinn fer fyrst inn og er skipt í litla bita með sýru)) . Eftir að hafa náð gasinu í magann finnur maginn að eitthvað meltanlegt sé komið og sýran byrjar að losna. Þess vegna, alltaf þegar gas myndast og ef þú getur ekki losað þig út, mun sýra líka myndast í maganum. Önnur aðalorsök sýrustigs er matur. Við vitum að bragðið af öllum mat er ekki það sama, sumir matur er kaldur, sumir matur heitur og sumir matur er miðlungs þ.e.a.s. jafnvel. Þau sem ég hef þekkt sem Acidic eru eftirfarandi í sömu röð. Mjólk er súrasta fæðan. Ásamt Acidic svindlar það líka og skapar einnig Chakravyuha. Þú hlýtur að vera að hugsa um hvers konar ræðu ég er að tala um. Við skulum skilja það. Ef þú ert með sýrustig og ef þú drekkur kalda mjólk, þá mun sýrustig þitt róast þar, en mundu að næsta sýrustig mun gera þessa mjólk. Þannig ertu fastur í svikum þess og völundarhús. Ég hef eytt aðeins tveimur árum í vandræðum, sumir missa allt sitt líf, en þeir geta ekki fundið óvininn. Eins og við tókum dæmi um mjólk, á einu augnablikinu er það að gera gott en á öðru augnablikinu er það að gera slæmt líka. Þess vegna munum við ekki geta skilið að mjólk er slæm. Óvinurinn verður að vera þekktur áður en hann heldur óvininum frá sjálfum sér. Hér með mjólk á ég við mjólk sem og skyr, smjör, mysu, te, kaffi og allt sælgæti úr mjólk. Þriðja sýrumyndandi fæðan er alls kyns belgjurtir. Það hlýtur að vera vitað að ef þvagsýra eykst hjá einhverjum þá bannar læknirinn honum að borða próteinríka hluti sem innihalda aðallega belgjurtir sem við neytum til að uppfylla próteinið. Og þú ættir líka að athuga eitt að allar pulsur mynda gas, það er allt annað mál, þú ert fær um að reka gasið út, svo þú átt ekki í neinum vandræðum með að borða pulsur. Spurning getur vaknað í huga þínum um að meltingarkerfi einhvers sé kannski veikt, vegna þess að þetta gas er að myndast. Svo ég vil segja þér að fyrir utan að borða Hirsi 4 banana, og aðra ávexti, borða ég líka 100 grömm af bleytum lífrænum hnetum. Að geta melt hráar jarðhnetur daglega í slíku magni er sönnun í sjálfu sér að bæði meltingarkerfið og meltingareldurinn eru sterkur. Sýra er gert úr vatni. Vatn sumstaðar er súrt, svo drekktu minna vatn því þegar þú borðar ávexti og grænmeti verður vatnsþörfin minni því þau innihalda aðeins um 95% vatn.

Þó sýrustigið mitt hafi verið yfir 90%, en einhver hluti var enn til staðar, og ég notaði indverska desi mishri til þess. Á næstu 7 til 8 mánuðum var sýrustigið 100% yfir. Ég deili með þér atviki sem tengist sýrustigi. Sýra eyðileggur magann svo illa að jafnvel eftir 4 til 5 mánaða megrun gat ég ekki einu sinni borið fram Om. Om er borið fram með heila meltingarbrautinni. Þar sem þrír hlutar maga, háls og tungu eru innifalin. Það er því mjög mikilvægt að stunda mataræðið í langan tíma.

Leitaðu að einhverju öflugu

Hlutirnir sem ég var að neyta hingað til í matnum, það var eins konar heilunarfæði. En núna eftir 8 mánuði var meltingarkerfið mitt alveg sterkt. Nú langaði mig að gera nokkrar breytingar á mataræðinu. Eftir þetta megrun hafði þyngd mín líka minnkað mikið. Sem ég vildi fá aftur. Ég gat ekki neytt mjólkur meðan ég bjó í borginni. Sem hjálpar mikið við að auka þyngdina. Önnur leið var að neyta þurrra ávaxta. En það var ekki auðvelt að melta þurra ávexti. Fyrst byrjaði ég að borða hnetur. Einnig er hægt að borða jarðhnetur í miklu magni og það er áfram í fjárlögum. Fyrsta reynsla mín af Peanuts var mjög slæm. Því það var mjög heitt. Til þess kastaði ég öllum jarðhnetunum í reiði. En það var mjög auðvelt að melta. Nú skildi ég eitt, ef einhvern veginn er stjórnað hita hans, þá getur það verið með í daglegu mataræði. Hnetan sem ég kóm með var ristuð hneta.

Núna kom ég með hráar jarðhnetur í þetta skiptið. Og lagði það í bleyti í 8 tíma og borðaði það. Nú var það dálítið þungt í meltingu, en hitinn sem var hluti af því, það er hitinn, var farinn. Eftir það gerði ég nokkrar breytingar, leitaði að lífrænum hnetum og það var enginn skortur á staðbundnum markaði en það var til á netinu. Frá þeim tíma til dagsins í dag neyta ég lífrænna jarðhnetna í bleyti í að minnsta kosti 8 klukkustundir frá um 50 grömm til 100 grömm.

Það bætir próteinið mitt og uppfyllir líka góða fitu. Mín reynsla er sú að það er öflugasti hlutur í heimi. Þegar ég byrjaði á þessu, áður var ég vanur að ganga um einn eða tvo kílómetra í garðinum, en eftir að hafa neytt þess fór ég að ganga samfellt í 8 til 10 kílómetra. Nokkrar aðrar upplifanir sem ég varð fyrir eru eftirfarandi. Fyrst húðin er mjúk þýðir að hárið helst alveg silkimjúkt. Það er, áhrif þess eru einnig á hárið og húðina. Ég komst að því að það hefur besta próteinstigið. Það hefur próteinmagn í mjólk. Við vitum öll að mjólk er í hæsta gæðaflokki því allar amínósýrurnar eru í henni. En það eru margir ókostir við að neyta mjólkur og því er best að neyta lífrænna jarðhnetna.

Er farin að borða hirsi þrisvar sinnum

Þú hefur séð hvernig ég borðaði meira hráfæði og minna eldaðan mat á upphafsstigi mataræðisins. Eftir það fór ég hægt og rólega að auka magn eldaðs matar. Ástæðan fyrir þessu var sú að í upphafi þurfti líkaminn meira græðandi mataræði og eftir því sem líkaminn gróaði fór ég að auka magn eldaðs matar. En mundu að ég borðaði bara hirsi. Ekki borðað hveiti af roti, hrísgrjónum og belgjurtum. Ég byrjaði að borða hirsi þrisvar eftir um það bil 8 til 10 mánuði.

Kynning á að tempra og krydda grænmeti

Borðaði ekki tadka og kryddað grænmeti í tæpt ár. Ég fékk fullt gagn af því. Ég stundaði iðrun í eitt ár, en ég mun fá niðurstöðuna það sem eftir er ævinnar. Vegna þessa varð meltingakerfið mitt mjög sterkt og ég gat fengið gamla líkamann aftur. Þessi gamli líkami þar sem allt sem þú setur í hann notaði til að melta allt. Í dag hef ég fengið tvo þekkingu, einn líkami er mjög dýrmætur hlutur, það dýrmætasta í öllum heiminum, ekki setja sorp í hann, bara bæta við meira og meira lifandi náttúrulegum mat og hreinum heimilismat. Önnur vitneskjan sem fæst er sú að maður þekkir muninn á röngum og réttum mat. Þótt rangt mat sé líka gott að sjá að ofan, og þú munt líka sjá að allur heimurinn er að borða hann, en hann er rangur. Daginn sem hver maður varð meðvitaður um réttan og rangan mat, þann dag myndu öll sjúkrahús hverfa úr heiminum. Reyndar skiljum við að sjúkdómurinn er í líkamanum, en raunin er sú að sjúkdómurinn er í fæðunni. Svo hvers meðferð ætti að vera þín eða maturinn. Með öðrum orðum má segja að sjúkdómurinn sé ekki þú heldur maturinn. Spurning mín til þín er hver er líkami þinn? Líkaminn þinn er matur, eins og þú borðar, verður líkami þinn líka.

Borðaðu því ekki mat eingöngu til að metta tunguna, heldur veldu það sem er rétta maturinn fyrir líkamann. Og það gerði ég, stjórnaði tungunni og borðaði ekki mildað og kryddað grænmeti í eitt ár. En í dag borða ég grænmeti með tadka og kryddi. En mundu að ég borða ennþá hirsi í korni.

Skúrkur og hetja samkvæmt aðstæðum

Margar máltíðir geta verið illmenni eða hetja fyrir tiltekna manneskju eftir aðstæðum. Mig langar að útskýra fyrir þér með dæmi. Lífrænar jarðhnetur eru gott og frábært. Það er líka alveg hreint og vegna þess að það er lífrænt er það líka laust við kemísk efni. Ef heilbrigð manneskja borðar þessa lífrænu hnetu, þá er hún hetja fyrir hann, en ef óheilbrigður einstaklingur borðar hana, sérstaklega sá sem hefur veikburða meltingarfæri, þá mun hún virka sem illmenni fyrir hann. Vegna þess að sá sem hefur veikburða meltingarfæri mun ekki melta það og vegna skorts á meltingu myndast ama í líkamanum sem er hægt eitur. Svo borðaðu aðeins það sem þú getur melt, ekki það sem er að vaxa. Þetta hef ég nefnt dæmi um gott, nú mun ég taka dæmi um slíkt sem er illmenni fyrir alla, þótt vel sé melt. Mjólk fáanleg á markaðnum eða í borgum. Það er allt annað mál að þú sérð kannski ekki neikvæðni þess á einum degi, en það virkar sem hægt eitur fyrir þig. Tökum annað dæmi, sérstaklega allan skyndibitann sem hefur verið soðinn í olíu, ef gera á sama skyndibitann skaðlegri þá gerum við líka ráð fyrir að hann sé gerður úr maida- eða grammamjöli. Þetta er líka illmenni fyrir alla. Það hefur enga hetjulega eiginleika. Það virkar líka sem Slow Poison. Það er sérstakt við illmenni sem búa til hægt eitur, líf okkar heldur áfram og við þekkjum þá ekki einu sinni sem illmenni. Jafnvel þegar við erum veik, þá vitum við enn ekki hvaða matur mun virka sem illmenni fyrir okkur og hvaða matur mun virka sem hetja. Trúðu mér, ef þú lærir að aðskilja illmenni og hetjumat, þá munu sjúkdómar haldast frá þér. Og eitt mikilvægara atriði sem þú ættir að innleiða í lífinu er að þú ættir alltaf að borða mat miðað við eldinn þinn, eiginleika og galla. Vegna þess að ofangreindir þrír eiginleikar eru ekki alltaf þeir sömu hefur margt áhrif á það. eins og veðrið. Eldurinn þinn, dyggðir og gallar eru ekki eins á hverju tímabili. Veður Ég hef aðeins nefnt eitt dæmi, það eru margir aðrir þættir sem hafa áhrif á það. Við munum útskýra ítarlega um Agni, Gunas og Doshas í kafla sem ber heitið Að læra af Ayurveda.

Mín reynsla af matarolíu

Allar matarolíur sem notaðar eru í mat líta eins út en í raun er það ekki. Sumir segja að matarolía sé skaðleg heilsu. Ég er ekki sammála punkti hans. En ég segi líka að matarolía er stærsti óvinur heilsu okkar. Þú hlýtur að vera að hugsa hvernig get ég sagt bæði hlutina í einu. Svo það er nauðsynlegt að skilja raunverulegan veruleika matarolíu. Köldpressuolía er lyf. Kaldpressa þýðir matarolía sem hefur ekki verið soðin einu sinni. Athugaðu að matarolían sem liggur í eldhúsinu þínu hefur líka verið soðin einu sinni. Það er allt annað mál að þú veist ekki um það ennþá. Matarolían sem hefur verið dregin út með kaldpressunarferlinu er eina olían sem ekki hefur verið soðin. Nú ef olían sem liggur í eldhúsinu þínu er dregin út með kaldpressuferli, þá mun hún líka virka sem lyf. Nú er sagan sú að því oftar sem olían er soðin, því meira eitur er það. Olían sem liggur í eldhúsinu þínu hefur aðeins verið soðin einu sinni, svo þú þarft ekki að hafa áhyggjur, samt ef þú notar kaldpressu mun það vera miklu betra fyrir heilsuna þína. En veistu, hversu oft hefur sú olía verið soðin eftir að hafa farið á markað og borðað steikta hluti, jafnvel þó ég segi 1000 sinnum, þá er það minna. Vegna þess að þessi olía breytist aldrei, sýður hann sömu soðnu olíustöngina aftur og aftur og aftur þar til hún klárast. Þú ert ekki að borða neinn mat með því að fara á markaðinn, heldur að borða eitur. Bara þú veist ekki, hvers vegna þetta er hægt eitur, það skemmir hægt heilsuna, svo þú munt aldrei geta gert það. Þjófurinn er á meðal ykkar, bara þið vitið það ekki. Báðar olíurnar líta eins út með augunum, svo ekki treysta augunum, en það er eitt sem getur fundið út, það eru frumur líkamans. Ég ábyrgist að líkaminn okkar viðurkenni allan réttan og rangan mat, en okkur er sagt að huga að líkamanum. Þú sérð hugleiðslu manneskju með því að gefa honum rangan mat, hann mun segja í klípu, jákvæðni og neikvæðni þess matar. Þú hlýtur að halda að ég sé að reika frá umræðuefninu. Nei, hugleiðsla þýðir að hugleiðsla er hluti af heilsunni. Þess vegna færðu í þessari bók, ásamt þekkingu á mat, einnig reglur Ayurveda og vers Bhagvat Gyan, þ.e. Bhagwat Geeta. Og ég skal fullvissa þig um að þessir þrír hafa fullt framlag til heilsu þinnar. Ég mun ekki skrifa neitt til einskis í þessa bók.

Þú munt sjá jákvæðni og neikvæðni olíu í næstu efni. Í Liver cleanse Topic muntu kynnast jákvæðni olíu og í My Experience on Skyndibitamálinu muntu sjá neikvæðni olíu.

Mín reynsla af skyndibita

Í október 2020 langaði mig að gera nýja reynslu, hvernig skyndibiti hefur áhrif á líkama okkar. Eftir allt saman, hvað er það í skyndibita sem skaðar líkama okkar, þegar allt kemur til alls er það maturinn sjálfur, hvernig getur hann skaðað líkama okkar. Þegar ég tók allar þessar spurningar fór ég að borða skyndibita. Daginn sem ég borðaði skyndibita, meðan ég svaf um nóttina, eitt, blóðið rann mjög hratt í líkamanum, í öðru lagi gat ég ekki tekið andann á besta hátt þar sem ég var vanur að taka hann á besta hátt á öðrum daga. Ef þú ert ekki fær um að skilja það sem ég hef sagt, mun ég útskýra með öðru dæmi. Hefur þú einhvern tíma farið í hæðirnar í Himalajafjöllum, þegar við náum þessum hæðum, hversu dásamlega við öndum, allur líkaminn líður létt og hugurinn fyllist af gleði, hvers vegna gerist þetta, þú veist, allt hreint súrefni þitt er að fara í líkamanum, í gnægð, er þriðja neikvæðnin ekki hreinsuð almennilega, og þú veist aukaverkunina við að þrífa ekki magann almennilega, að 90% eru dyr sjúkdóma.

Ef þú ferð inn í skyndibita þá færðu hluti. Einn, mestur skyndibiti er gerður úr maida og grammjöli. Vandamálið við manda er að það fer að sofa í maganum, ég vil meina að maginn sé ekki hreinn því hann festist í þörmunum sjálfum. Besan býr til gas og þú sérð kraft gassins alveg frá upphafi þessarar bókar. Sama gasið fékk mig til að ferðast þangað til ójafnvægi í skjaldkirtli. Og tvö ár af verkjum í sitt hvoru lagi. Annað vandamálið við skyndibita er að olían sem hann er gerður í hefur verið soðin nokkrum sinnum. Því meira sem olían er soðin, því meira eitur verður það. Það sem ég hef lýst hér að ofan að andardrátturinn hættir, það er vegna þessarar óhreinu olíu.

Lærðu af Lifrarhreinsun

Hér mun ég segja frá einstakri aðferð við lifrarhreinsun. Hér hef ég ekki valið efnið lifrarhreinsun til að segja þér hvernig á að gera lifrarhreinsun, frekar hef ég valið þetta efni til að vita hvernlg kaldpressuolía virkar eins og lyf.

Svo ég gerði þessa lifrarhreinsun og hvaða líkamlega jákvæðni ég sá eftir lifrarhreinsun, þeir munu líka ræða.

Ég gerði þessa Lifrarhreinsun um eða í kringum nóvember 2020. Það krefst þrenns. Eitt Epsom salt, hitt Extra Virgin ólífuolía, þriðja appelsínu- eða mandarínusafi, þ.e. sítrusávaxtasafi. Við verðum að drekka það eftir okkur sjálfum. Segjum að ég sé 60. Ég borðaði hvað sem er eftir hádegi. Klukkan 6 að kvöldi drekk ég 12 grömm af epsom salti blandað saman við 250 ml af vatni. Klukkan 8 á kvöldin drekk ég 12 grömm af epsom salti blandað saman við 250 ml af vatni. Bragðið af epso salti er mjög skrítið, það er ekki drukkið, það er drukkið í einu höggi. Klukkan 22 drekk ég 120 ml sítrusávaxtasafa blandaður með 120 ml extra virgin ólífuolíu. Í hálftíma sef ég á hliðinni sem er Lifur þ.e.a.s. hægra megin. Eftir það, eftir hálftíma, fer ég að sofa á hliðinni eftir þægindum. Ég fer líka tvisvar til þrisvar á kvöldin á klósettið þar sem maginn á mér er hreinsaður tvisvar eða þrisvar sinnum. Klukkan 6 á morgnana drekk ég 12 grömm af epsom salti í bland við 250 ml af vatni. Klukkan 8 á morgnana drekk ég 60 ml af extra virgin ólífuolíu í bland við 60 ml af sítrusávaxtasafa og sef á hægri hliðinni í hálftíma. Klukkan 10 að morgni aftur drekk ég 12 grömm af epsom salti blandað saman við 250 ml af vatni. Hér er lifrarhreinsuninni minni lokið. Nú mun ég segja hvað ég fann með því að gera þetta. Eftir að lifrarhreinsuninni er lokið fer ég svona 4 til 5 sinnum á klósettið þar sem maginn er hreinsaður jafn oft. Einhver úrgangur kemur út úr líkamanum. Einn þeirra var að koma úr einhverjum grænum lit. Mér leið mjög létt. Á kvöldin stunda ég líkamsrækt daglega þar sem ég geri líka armbeygjur. Áður fyrr, þegar ég var vanur að slá Push Ups, byrjaði andardrátturinn í mér og það var smá verkur í brjóstinu. En á æfingunni í dag voru báðir þessir hlutir horfnir. Og hingað til er hvorki verkur í brjóstinu á mér og öndunin er líka í besta falli. Meltingin mín var orðin mjög góð. Þó þú veist að það voru um 9 til 10 mánuðir eftir að ég fór í megrun, og ég fékk svo mikið gagn af því mataræði að því meira sem ég skrifa, því minna fæ ég. Þrátt fyrir þann ávinning gat ég fundið mjög vel fyrir ávinningi Lifrarhreinsunar.

Nú ætla ég að leggja fyrir þig þá þekkingu sem ég hef fengið frá Lifrarhreinsun. Köldpressuolía hreinsar taugakerfið. Það að vægir brjóstverkir og mæði hvarf voru sönnun þess að taugarnar mínar höfðu hreinsað alveg.

Á þennan hátt er Oil Villain og Oil is Hero. Olían sem er soðin aftur og aftur er Villain og kaldpressuolían þ.e.a.s sem hefur ekki verið soðin einu sinni er hetjan. Köldpressuolía dregur óhreinindin úr líkamshlutunum og kemur þeim út úr líkamanum.

Kæru lesendur, ég hef fjallað um Lifrarhreinsun til að sýna fram á mikilvægi kaldpressuolíu. Þó það hafi verið auðvelt fyrir mig að gera það, en samt ef einhver vill gera það, gerðu það þá undir eftirliti reyndra aðila.

Kæru lesendur, ég skrifa þessa bók í ágúst 2022 og í dag hef ég fylgst með mataræði mínu í næstum tvö ár og sjö mánuði. Á þessum tveimur árum og sjö mánuðum hef ég gert margar breytingar á mataræði mínu. Eftir því sem þörf var á urðu breytingarnar. Nú mun ég ræða við þig um allt mitt breytta mataræði, sem ég breytti mánuð eftir mánuð. Þú munt geta lært mikið af þessu.

Hvað er sjúkdómur?

Leyfðu mér að deila með þér sjúkdómnum sem ég þarf að þekkja af lífsreynslu minni. Að hætta er sjúkdómur. Hvað er þetta að stoppa og hver er að stoppa og hvar er það stoppað? Það er allt sem þú þarft að vita. Þessi sjúkdómur getur ekki einu sinni snert þig. Það eru þrjár stíflur í líkama okkar. Þessar þrjár hindranir eru sjálfstæðar í sjálfu sér. Það er, það getur verið tenging af þessum þremur stíflum og þessar þrjár stíflur geta líka virkað sjálfstætt. Í þessu, sem ég skrifa áðan, er mikilvægi þess meira en hinir tveir, en allir þrír hafa jafnmikið vægi. Fyrsta stíflan á sér stað í taugakerfinu. Hér er hindrunin af tveimur ástæðum. Í fyrsta lagi er mikið magn sykurs í blóði. Sykur er klístur, festist. Ef það er of mikið af sykri í blóðinu mun blóðið ekki geta flætt vel. Það eru um 5,5 lítrar af blóði í líkama okkar. Hjartað okkar dælir blóði frá hjartanu til líkamans um 72 sinnum á mínútu. Þegar hann dælir einu sinni sendir það 70 ml af blóði. Það þýðir einfaldlega að blóðmagnið í líkama okkar streymir um allan líkamann á aðeins einni mínútu. Með öðrum orðum, við getum sagt að 5 lítrar af blóði streymi 1400 sinnum um allan líkamann á 24 klst. Af öllu þessu hlýtur þú að hafa kynnst mikilvægi þess að hreinsa blóðið. Ég held að þú viljir ekki halda blóðinu skítugu lengur. Annað óhreinindi stafar af olíu í blóði. Þegar olía hefur soðið safnast saman í taugum og mynda stíflun. Hjartað og allur líkaminn þurfa að bera hitann og þungann af þessum tveimur tegundum óhreininda sem safnast fyrir í taugunum. Hjartað þarf að vinna meira til að dæla blóði um líkamann. Ef ég læt þig vinna meira en getu þína, það sem mun gerast, það mun gerast aðeins með þér, það gerist með hjartanu. Þú hlýtur að hafa skilið grunnuppsprettu hjartasjúkdóma. Bein tenging blóðþrýstings og kólesteróls er við hjartað.

Önnur stíflan á sér stað í meltingarveginum. Fyrsta stíflan er ef gasið þitt hættir, það er að segja gas myndast í maganum en þú getur ekki fjarlægt það. Hvað á að segja um þetta, hvers gas hættir og ef hann leysir það ekki, byrjaðu þá að telja sjúkdóma í líkamanum. Í dag er ég að skrifa þessa bók, það er bara útaf þessu gasi. Þekkingin sem ég hef öðlast í dag er vegna þess að ég get ekki fjarlægt þetta gas. Þegar gasið kemst ekki út úr líkamanum heldur það áfram að streyma í líkamanum og veldur bólgu í líkamanum. Vegna þess verður meltingarvegurinn veik. Eftir það meltist hvorugur maturinn. Og ef maturinn er ekki meltur vel þá kemur hann ekki út. Það er, maginn verður ekki hreinn. Svo nú hefst líka önnur hindrunin. Fyrsta stíflan er gas og önnur stíflan er óhreinsun á maganum. Nú ef þú finnur ekki lausn á þeim, byrjaðu þá að hringja um sjúkrahús og heilsugæslustöðvar.

Þriðja hindrunin er í huga okkar. Ef þú situr með eitthvað í huganum, þá veistu að hugurinn þinn er orðinn fórnarlamb hægðatregðu. Þetta er ekki hægðatregða í maganum, það er hægðatregða í huganum. Þú veist vel hvað gerist vegna hægðatregðu.

Mín reynsla af heimamjólk (Heimakýr eðaBuffalo Mjólk)

Eftir 8 mánuði eftir að ég byrjaði á megrunarkúrnum byrjaði ég að gera tilraunir á mörgum matvælum. Meðal allra þessara máltíða var eini maturinn sem ég þurfti enn að gera tilraunir með heimagerð mjólk. Ástand mitt stafaði af mjólkinni sem var á markaðnum. Það var sönnun í sjálfu sér fyrir því hvernig mjólk hefur áhrif á líkama okkar. Eftir langa bið fékk ég tækifæri til að fara í þorpið varðandi brúðkaup í maí 2021. Það eru kýr og buffaló heima hjá mér í þorpinu og á þeim tíma gáfu bæði mjólk. Hér mun ég segja þér reynsluna af mjólk bæði kúa og buffalóa. Fyrst af öllu drakk ég hrámjólk, það er skyndimjólk. Þessi mjólk er melt eins og vatn, það er ekkert gas né sýrustig af neinu tagi. Sést eftir að hafa drukkið mjólk af bæði kú og buffaló. Þetta var 100% mjólk þ.e.a.s. engu vatni var bætt við það. Seinni tilraunin sem ég gerði var að drekka soðna mjólk, hún meltist líka vel, eina neikvæða sem kom fram var að það að drekka soðna mjólk gefur af sér gas. Fyrir utan þetta neytti ég skyr, smjör o.s.frv., sem allt hafði jákvæðan árangur. Daglega er farið með kýr og buffa heim til okkar til beitar. Þar sem hún beitir grænt náttúrugras. Grasið er algjörlega náttúrulegt þar sem enginn áburður og skordýraeitur hefur verið bætt við. Jafnvel í dag, ef ég tek markaðsmjólkina, skapar hún sýrustig og sýrustig hennar verður að líða í tvo daga. Á þessum tveimur og hálfu árum hef ég margoft gert tilraunir með mjólk markaðarins, en niðurstaða hennar kemur alltaf sú sama og ég bý nú í þéttbýli á Norður-Indlandi.

Ég segi aðeins eitt ef þú býrð í borgarsvæði, hættu þá að neyta mjólkur því að drekka mjólk eykur þyngd og virkni fólks sem býr í borgum er líka minni, aðallega er opinbert starf unnið, þannig að ef þú býrð í borginni Ef þú drekkur mjólk, einn mun auka þyngd þína og í öðru lagi er engin trygging fyrir hreinleika mjólkur. Hafðu í huga að engin vél í heiminum athugar hreinleika matarins nema líkaminn þinn. Líkaminn okkar er stærsti prófunarmaðurinn. Heyrðu það Ef þú fylgist með mun líkaminn segja réttan og rangan mat.

5. febrúar 2020 Mataræði hefst (grunnur)

(Ég mun ekki kalla það Modification en ég mun kalla það Foundation) Vegna þess að það er grunnurinn, héðan hefur kafli í lífi mínu hafist.

1. Borðaði bara salat allan daginn.

2. Gerði fyrstu 10-12 dagana enemas.
3. Spínat og tómatsafi snemma á morgnana
4. Í kvöldmatinn tók ég venjulega með mér eldaðan mat, dal, hrísgrjón, roti og grænmeti með tadka og kryddi (kvöldmaturinn var rangur hjá mér, sem ég leiðrétti síðar)

(Ég hætti við Mjólk og allar vörur sem tengjast mjólk, Unninn matur (Unninn matur þýðir, í raun er maturinn sem var þar ekki lengur til staðar, því nýtt hefur verið búið til með því að blanda mörgum hlutum í það og pakka með því að bæta við rotvarnarefnum, þannig að það endist lengur.Okkur manneskjunum finnst okkur hafa gengið mjög vel með því að búa til unnin mat, en ég hef vitað af lífsreynslu minni, að við höfum ekki enn fengið nægan heila til að búa til góðan mat fyrir líkamann. Náttúran hefur þennan hug og þetta undirbýr allt besti maturinn fyrir líkama okkar), ég hætti alveg að taka hann.)

(Klukkan er tvö að nóttu, í dag gat ég ekki fengið tíma á daginn, svo ég er að skrifa á nóttunni, svo að samfellan haldist, ég trúi því að ef ég haldi ekki samfellu, þá mun ég aldrei geta að klára þessa bók í lífinu) Ef einhver spyr mig hver sé besti eiginleikinn í þér, þá mun ég svara því að fyrir náð Guðs geti ég unnið hvaða verk sem er stöðugt, jafnvel þótt ég geri það mjög hægt. Jafnvel þótt ég skrifa eina síðu á hverjum degi, þá skrifa ég. Jæja, í dag svaf ég bara klukkan níu um nóttina, svo ég er búinn að sofa í fjóra tíma, eftir að hafa skrifað tvo tíma mun ég fara að sofa aftur. Svo kæru lesendur, samkvæmni er frábært vopn til að ná árangri, komdu með það í líf þitt.

Fyrsta (1.) breyting á mataræði - mars, apríl 2020

1. Á morgnana grænn safa af beiskju grasi.
2. Borðaðu aðeins ávexti og salöt yfir daginn.
3. Neysla hirsi í kvöldmat.

(Það hefur orðið mikil breyting hér, áðan borðaði ég linsubaunir, roti, hrísgrjón í kvöldmatnum, sem ég hætti og byrjaði að borða hirsi.)

Önnur (2.) Breyting á mataræði

1. Á morgnana grænn safa af spínati eða beiskju grasi.
2. Ávöxtur aðallega papaya.
3. Hirsi í hádeginu
4. Hirsi í kvöldmat líka

(Stóra breytingin hér er að Millets, (Simple Khichdi) byrjaði að borða tvisvar)

Þriðja (3.) breyting á mataræði - Eftir 8-10 mánaða mataræði

1. Á morgnana grænn safa * af spínati.
2. Einn ávöxtur á morgnana, aðallega papaya.
3. Hirsi síðdegis 14:00.
4. Lífræn jarðhneta frá 50 grömm til 100 grömm (í bleyti) um 17:00.
5. Hirsi í kvöldmat.

(Hér byrjaði ég að borða lífrænar jarðhnetur með því að leggja þær í bleyti í góðu magni, því meltingarkerfið var orðið gífurlegt eftir 8-10 mánaða mataræði)

* Notaði til að setja amla með spínati og tómötum í grænan safa, því veturinn var kominn og amla var auðfáanlegt á markaðnum, að bæta við stikilsberjum hreinsar magann betur.

Fjórða (4.) breyting á mataræði - Eftir 12-13 mánaða mataræði

1. Á morgnana grænn safa af spínati eða beiskju grasi.

2. Einn ávöxtur að morgni aðallega papaya, melóna melóna í apríl, maí.
3. Hirsi einni klukkustund eftir að hafa borðað ávexti
4. Hirsi síðdegis
5. Kvöldbleyttar lífrænar jarðhnetur.
6. Hirsi í kvöldmat

(Aðalafbrigði, ég byrjaði að borða hirsi 3 sinnum)

Fimmta (5.) breyting á mataræði

1. Grænn safi á morgnana
2. Einn ávöxtur á morgnana aðallega papaya
3. Hirsi með soðnu grænmeti einni klukkustund eftir að hafa borðað ávexti.
4. Síðdegis hirsi með grænmeti
5. Kvöldbleyttar jarðhnetur
6. Kvöldverður hirsi með grænmeti

(Helsta breytingin hér er, nú er ég farin að borða eldaða tadka og kryddað grænmeti)

Sjötta (6.) breyting á mataræði

1. Grænn safi á morgnana
2. Einn ávöxtur á morgnana aðallega papaya
3. Síðdegis hirsi með grænmeti
4. Kvöldbleyttar lífrænar jarðhnetur.
5. Kvöldverður hirsi með grænmeti

(Áður fyrr borðaði Millets þrisvar í mataræðinu, byrjaði að borða hér tvisvar, hér lærði ég eitt, þeir sem vinna ekki líkamlega vinnu (erfiða vinnu), þeir ættu að gera eldaðan mat aðeins tvisvar. Ég hafði séð á ævinni. að afi minn borðaði eldaðan mat bara tvisvar)

Sjöunda (7.) breyting á mataræði - í kringum desember 2021 til apríl 2022

1. Einn ávöxtur á morgnana er aðallega papaya, ef það er apríl eða maí þá vatnsmelóna og melóna
2. Síðdegis hirsi með grænmeti
3. Kvöldbleyttar lífrænar jarðhnetur
4. Hveiti roti með grænmeti í kvöldmat.

(Það eru tvær meginbreytingar, önnur hætti að taka grænan safa, önnur aðalbreytingin var að borða hveitibrauð í um fjóra til fimm mánuði, sem hætti um leið og sumarið byrjaði.)

Áttunda (8.) breyting á mataræði

1. Ávaxta papaya á morgnana
2. Síðdegis hirsi með grænmeti
3. Kvöldbleyttar lífrænar jarðhnetur
4. Kvöldverður hirsi með grænmeti

(hirsi byrjaði að borða tvisvar og hætti hveitibrauði)

Níunda (9.) breyting á mataræði - ágúst 2022 - Nú er það, þegar þú skrifar þessa bók, mataræði

1. Papaya að morgni
2. Þrír eða fjórir bananar eftir klukkutíma
3. Eftir hádegi hirsi með grænmeti
4. Kvöld Jarðhnetur liggja í bleyti í vatni fir 8 klst.
5. Kvöldverður hirsi með grænmeti

(Breyting á tímasetningu á að borða papaya, önnur aðalbreytingin er að borða banana snemma á morgnana, um 10 leytið)

Athugið - Á meðan á megrun stendur er búsetustaður minn Norður-Indland, ég segi búsetustaðinn því áhrif staðarins eru á matinn. Vegna þess að hitastig, raki, veður, á tveimur mismunandi stöðum getur verið mismunandi á sama tíma og allt þetta hefur áhrif á matinn. Veldu því mat í samræmi við eld þinn, eiginleika og galla.

3. kafli
Lærdómur frá Ayurveda

Ég byrjaði að læra Ayurveda frá nóvember 2020. Það er, eftir 10 mánuði frá því að byrja á mataræðinu. Fram að þessum tíma hafði ég enga þekkingu á Ayurveda. Vandamálin mín læknuðust um 95% á þessu 10 mánaða mataræði. Það er sérstakt við Ayurveda sem ég upplifði, Ayurveda getur skilist mjög vel af einstaklingi sem hefur þjáðst af gasi og sýrustigi. Annað fólk getur aldrei skilið Ayurveda. Það er ástæða fyrir þessu. Ef ég segi að 60-70% af sjúkdómum alls heimsins fæðist úr gasi, þá ertu sammála. Leyfðu mér líka að gera ráð fyrir að þú skiljir þetta líka vegna þess að þú ert að lesa þessa bók, þá einhvers staðar stendur þú líka frammi fyrir gasi og sýrustigi, svo þú hlýtur að hafa þekkt kraft gassins, en einstaklingur í maga hans gas er framleitt og það tekur það líka út, þetta fólk af öðrum flokki, þar sem maginn framleiðir ekki gas, þó að slíkur maður fái aðeins einn af þúsundum. Vegna þess að það er ómögulegt að ná núllgasi án þekkingar. Hér með þekkingu á ég við mat. Réttur og rangur matur. Hvaða matur framleiðir gas og hvaða matur framleiðir ekki gas. Þess vegna getur styrkur gassins aðeins verið þekktur af þeim sem hefur staðist gasið. Og sá sem hefur orðið fyrir gasi og sýrustigi mun skilja alla Ayurveda. Vegna þess að öll Ayurveda er byggð á gasi, sýrustigi og slími. Og það er alveg rétt að 90% af sjúkdómum heimsins falla undir þá. Við skulum skilja með dæmi. Ég skal nefna mitt eigið dæmi. Vandamálin mín byrja vegna gasstöðnunar. Vegna þess að þessi gas hætti var sýrustig, skjaldkirtill, vindgangur, svefnleysi, eirðarleysi og kólesterólmagnið mitt líka farið yfir 200. Ef nokkrir dagar í viðbót myndu líka byrja kólesteróllyf. Og ef ég hefði ekki leiðrétt það í dag, þá hefði verið lína af sjúkdómum. Hver er uppsprettan á bak við þetta allt, óvirkni gassins. Ayurveda veit, hvar er rót hennar, en heimur Allopathy í dag þekkir ekki slíkt. Veit ekki eða vilt ekki vita, þú hugsar um það. Mér finnst mjög leitt að Ayurvedic læknir stundi Allopathy. Kannski skildi Ayurveda aldrei. Annars er engin þörf á að æfa Allopathy.

Meginreglur Ayurveda

Meginreglan í Ayurveda er sú að ef líkamlegir gallar eru jafnir, þá er heilsa, ef doshas minnka eða aukast, þá er það óhollt. Aukning á tíðni bilana er sjúkdómur. Þrjár tegundir doshas sem allt Ayurveda byggir á eru Vata þ.e. loftgas, Pitta þ.e. sýrustig og Kapha þ.e. slím. Það hljómar mjög einfalt að heyra en mjög erfitt að skilja. Ég mun reyna að flæða þessa dyggðugu þekkingu á Ayurveda innra með þér á einföldu máli. 90% af sjúkdómum heimsins falla undir Vata, Pitta og Kapha, þannig að ef þú þekkir þessa þekkingu þá verða 90% sjúkdómanna bjargað. Hin 10% sjúkdóma eiga sér aðrar orsakir. Svo sem eins og bakteríur, sveppir, vírusar osfrv.

Umræður um hina fimm miklu þætti

Líkaminn okkar samanstendur af fimm Mahabhuta. Jörð, vatn, loft, himinn og eldur. Prithvi þýðir matur, vatn, himinn þýðir tómt rými sem er til staðar inni í líkamanum, loft þýðir súrefni sem við tökum í gegnum nefið, eldur þýðir sólarljós. Ef það er ekkert sólarljós, þá verður engin líkama lífvera á jörðinni. Þess vegna er mjög mikilvægt að taka eld.

Það er mjög mikilvægt að taka þessar fimm Mahabhutas í jafnvægi. Við minnumst þess að taka aðelns eitt frumefni úr þessum, það er jarðefnið. Við borðum og borðum og borðum enn frekar, allan daginn borðum við, daglega borðum við og á nóttunni borðum við og sofum. Spurningin mín er hvenær gafstu himinþáttinn. Akash þýðir að halda líkamanum tómum. Við borðum korn þrisvar á dag og það tekur langan tíma að melta korn. Þeir sem vinna líkamlega vinnu geta borðað korn 3 sinnum. En annað fólk ætti að borða korn aðeins tvisvar. Snarl er mjög slæm ávani, þar af leiðandi er Meltingarbrautin alltaf upptekin. Og meltingarvegurinn fær ekki einu sinni tækifæri til að hvíla sig. Hvernig verður það ef þú lætur þig vinna stöðugt í 24 tíma? Sólskin verður að neyta. Í borgum skortir fólk D-vítamín, ástæðan fyrir því er að neyta ekki sólarljóss. Með því að neyta ekki reykelsi meltist maturinn ekki vel vegna þess að það vantar eld í magann. Vegna skorts á D-vítamíni er upptaka kalsíums ekki möguleg, af þeim sökum verða beinin veik. Ferskt loft er fáanlegt í Brahma Muhurta, í almenningsgörðum, í skógum, á hæðum og í þorpum o.s.frv. Vaknaðu því snemma á morgnana á Brahma Muhurta, farðu í göngutúr um garðana o.s.frv., heimsóttu hæðótta staði og eyddu líka nokkra daga í þorpinu þínu. Eftir að hafa farið í þorpið verður líkami minn myndbreyting innan nokkurra daga. Trúðu mér, það er munur á landi og himni í borginni og þorpinu. Við getum fundið allt til frumu líkamans, að hentugur staður fyrir mig er aðeins þar sem er hreint loft, við skiljum það bara ekki vegna þess að við höfum hlustað vandlega á líkamann, þar sem við búum, hugsanir eru í gangi einhvers staðar annars staðar. Er. Við borðum ekki einu sinni mat varlega. Fyrst er hugsað um einn eða tvo bita, eftir það fer hugurinn eitthvað annað.

Þannig ætti að neyta þessara fimm frábæru frumefna í jöfnu magni. Ef það er ofgnótt og skortur á einhverju frábæru frumefni, þá byrjar sjúkdómurinn þaðan.

Guna (Nature of a Body & Nature of Elements) Chikitsa

Guna meðferð er lyfið þar sem við þurfum að neyta þessara hluta eða gera þá hluti, sem jafna aukna galla okkar. Það er líka neikvæð andstæða við alla jákvæða hluti í þessum heimi. Svo ef það er notað á réttan hátt er líka hægt að nota það. Um 3 doshas, 6 rasas og fimm Mahabhutas hefur verið lýst í Ayurveda. Matur er hluti af þeim, svo við munum ekki segja mat sérstaklega. Það eru líka 20 eiginleikar nefndir í Ayurveda. Þessar 20 Gunas finnast í þessum 3 Doshas, 6 Rasos og fimm Mahabhutas. Það er ekki nauðsynlegt að allir 20 eiginleikar allra séu að finna í þessum doshas, rasa og frábærum þáttum, en einhverjir eiginleikar munu örugglega finnast í þeim.

Nú skulum við skilja með dæmi hvernig þessi eiginleiki er að lækna.

Þú mundir eftir atviki, þegar ég neytti vatnsmelónu og melónu næstu daga næstu daga til að binda enda á stirðleikann í maganum, þar af leiðandi hælli stirðleiki í maganum, en gasið fór að verða meira í maganum. Ástæðan fyrir of mikilli gasmyndun í maganum var vegna þurrs í meltingarveginum vegna þess að vatnsmelóna og melónuát var yfir daginn. Til að fjarlægja þennan þurrk notaði ég desi ghee til að fjarlægja hann. Ghee hefur eiginleika sem við köllum alifatískt og þurrkur er andstæða alífatísku. Það er það sem er gæðameðferð. Að eignast versnandi galla með því að samþykkja hlut af andstæðum gæðum hans, jafna þann galla er lækning dyggða.

20 eignir

1. Sérfræðingur (þungur) - Laghu (léttur)
2. Manda (hægt) - Tiksna (fljótt, hratt)
3. Shit (kalt) - Ushna (heitt)
4. Snigdha (unctuous) - Ruksa (Þurrt)
5. Sleksna (Smooth) - Khara (Rought)
6. Sandra (fast) - Dravya (fljótandi)
7. Mridu (mjúk) - Kathina (harð)
8. Sthir (Stöðugt) - Chala (Hreyfi sig, Óstöðugt)
9. Suksma (Small) - Stool (Stór)
10. Vishudha (ekki slímugt) - Pichhal (slímið)

Eiginleikar Vata - gróft, stutt, kalt, hart, fíngert, hreyfanlegt, þurrt, létt
Eiginleikar holasýru -feita, skarpa, heita, létt, holdug lykt, dreift og fljótandi.
Eiginleikar Kapha -stöðugt, stöðugt, þungt, hægt, kalt og mjúkt.

Líkami úr Seven Dhatus

Líkami okkar er gerður úr sjö dhatus. Það er eftirfarandi.
Rasa (plasma), blóð, vöðvar, fita, bein, mergur, sukra (æxlunarkerfi)
Að vera jafn af þessum dhatusum er heilbrigt og að vera skrítinn er óhollt. Ayurveda talar um jafnvægi og þetta kerfi byggir á því. Ofgnótt og rotnun af einhverju eru bæði banvæn. Þess vegna fer Ayurveda að rótinni. Vata, Pitta og Kapha eru

undirrót allra sjúkdóma. Og þetta er líka veruleiki. Þú getur skilið þetta mjög vel í gegnum söguna mína. Í allri sögunni muntu sjá að ég hef leiðrétt gallana. Hins vegar, á þeim tíma sem ég byrjaði á mataræðinu, hafði ég enga þekkingu á Ayurveda. Ég byrja í mataræði 5. febrúar 2020 og ég byrja að læra Ayurveda með því að fara í nóvember eða desember 2020.

Hvað sem við borðum, fyrst myndast safi, síðan myndast blóð, síðan vöðvar, síðan fita, svo bein, svo beinmergur, síðan myndast sáðfrumur. Þess vegna skiptir Shukra Dhatu miklu máli. Aldrei sóa Sukra Dhatu.

Nú héðan mun ég segja mína eigin leið til að halda þremur doshas Vata, Pitta og Kapha í Ayurveda, sem ég hef lært af lífsreynslu minni.

Ef ég ætla að lýsa öllu Ayurveda, þá verður það bók upp á 1000 blaðsíður og þú munt ekki skilja neitt. Þess vegna geymi ég reynslu mína fyrir framan þig á einfaldasta tungumáli.

Það eru þrjár ástæður fyrir því að hafa Vata ójafnvægi. Í fyrsta lagi er uppsöfnuð óhreinindi í líkamanum. Þegar við borðum rangan mat og þessi rangur matur fer ekki út úr líkamanum og geymist í þörmum okkar. Þetta óhreinindi heldur áfram að mynda loft aftur og aftur. Til að takast á við þetta vandamál verðum við að þrífa líkama okkar. Fylgdu þessari aðferð til að þrífa, gerðu Enema tvisvar fyrstu sjö dagana. Næstu sjö daga á að gera Enema aðeins einu sinni, það er á hverjum morgni. Ég hef oft notað orðið Enema, kannski vita sumir ekki um Enema, svo ég lýsi því þannig. Enema er kassi. Þar sem hægt er að fylla allt að 1500ml af vatni. Pípan er tengd við kassann frá annarri hliðinni og frá hinni hliðinni þarf að stinga í endaþarmsopið. Þannig kemst vatn niður í ristlinum okkar. Haltu nú vatni í 5 mínútur. Vatn mýkir harðar hægðirnar og dregur út hægðirnar sem hafa verið frosnar í mörg ár. Ekki vera hissa, saur hafði safnast fyrir í mörg ár. Þú ert veikur útaf þessu frosna rugli. Enema er líka gjöf Ayurveda, í Ayurveda er það kallað Vasti Kriya. Hitastig vatnsins sem þú setur í það ætti að vera jafnt, það er hvorki of kalt né of heitt. Fáðu þér grænan safa á morgnana. Grænn safi hreinsar allt meltingarveginn. Borðaðu aðeins ávexti og salöt yfir daginn. Meðal ávaxta er papaya gott fyrir magann. Ef það er sýrustig skaltu ekki neyta sítrusávaxta eins og appelsínu, mandarínu, sítrónu osfrv. Það er ekki skaðlegt heilsunni, heldur þeim sem sýrustigið ertir þá, þ.e. óróleika. Hætta neyslu á kornvörum. Borðaðu ávexti og salöt yfir daginn. Eldaðu og borðaðu hirsi í einu á kvöldin. Ekki nota mildun og krydd í hirsi. Þannig verður líkaminn alveg hreinsaður.

Önnur aðalástæðan fyrir gasmyndun er gasmyndandi matur eins og rajma, allar tegundir af belgjurtum, gram, kartöflur, kál, blómkál, radísa, mjólk og allur skyndibiti, hlutir úr maida, hlutir úr grammjöli. Mig langar að leiðbeina þér nákvæmlega ef þú ert í vandræðum með gas og ef þú neytir einhvers af þessum hlutum, þá er víst að gas myndist.

Þriðja ástæðan fyrir gasmyndun er þurrkur í líkamanum. Þetta gerist aðeins í einni aðstæðum, þegar við hreinsum líkamann alveg. Sittu nú hvergi að hugsa um að með því að þrífa líkamann komi þurrkur, annars muntu aldrei ná þér í lífinu. Það er mjög mikilvægt að þrífa líkamann. Við höfum vopnið til að hreinsa upp dónaskapinn. Og aðeins reyndir menn þekkja þetta vopn. Til að fjarlægja þurrk, þegar þú eldar hirsi á kvöldin skaltu bæta við tveimur til þremur skeiðum af ghee og borða það. Þetta ghee á aðeins að borða í 10-12 daga samfellt. Eftir það hættu að neyta ghee. Ghee vinnu er lokið.

Kæru lesendur, þessi þekking er mjög dýrmæt, hún er þekking á reynslu minni. Þú færð það hvergi annars staðar, svo athugaðu það vandlega og notaðu það í lífinu. Svo þrjár meginástæður fyrir þessari gasmyndun. Ef þú fylgir þessari aðferð þá færðu örugglega sigur á bensíngjöfinni.

Það eru aðallega tvær til þrjár meginástæður fyrir myndun Pítu, þ.e. sýrustig. Fyrsta aðalástæðan er gas. Þú hlýtur að vera að hugsa um hvernig gas getur búið til sýru. en það er satt. Allt sem ég er að segja er þekking á reynslu. Sá sem eyðir gasi og getur ekki fjarlægt gasið. Gasið hans heldur áfram að streyma um líkamann.

Sama gas fer inn í magann sem snýst. Maginn finnur að eitthvað meltanlegt er komið og maginn byrjar að losa sýru. Þannig er sýra að myndast í maganum, jafnvel þótt þú borðir ekkert. Því ef sýra byrjar að myndast á fastandi maga eyðileggur hún efra lag magans. Læknar kalla þessar aðstæður magabólga og H Pylori sýkingu. Það er ekkert nema sýrustig sem eyðileggur magann dag frá degi. Ég er að vinna á þessu sviði síðastliðin tvö ár og ég er með hundruð mála sem tengjast þessu vandamáli, þar sem fólk hefur borðað H Pylori Kit fjórum sinnum en vandamálið var til staðar. En með því að breyta mataræði þínu með þessu einfalda mataræði stjórnaðiðu aðeins sýrustigi þínu og útrýmdi Maga, H Pylori algjörlega. Mig langar að minnast á eitt af þessum málum, sem er að vinna í teymi indverska sjóhersins. Hann þjáðist af þessu vandamáli í mörg ár. Hann eyddi lakhs af rúpíur og fór um mörg stór og stór sjúkrahús. Dagana þegar ég talaði við hann var hann enn á spítalanum. Hann hafði ekki yfirgefið neina aðferð. Hvort sem það var Allopathy, Ayurveda, Hómópatía o.fl. Í allopatíu hafði hann borðað H Pylori Kit mörgum sinnum. Í samtalinu útskýrði ég fyrir honum rót vandans. Vegna þess að ég hafði sjálfur staðið frammi fyrir þessu vandamáli, svo ég vissi líka alla söguna um það. Hann byrjaði á mataræðinu og er alveg heill í dag. Reyndar skiljum við mat mjög auðveldlega, við gleymum því að þessi líkami er gerður úr þeim mat. Svo líkaminn verður eins og maturinn sem þú tekur. Það eru margir sem hafa losnað við þetta vandamál með því að breyta mataræði sínu. Það er bara spurning um gærdaginn að einstaklingur sem býr í Ástralíu á við sama vandamál að stríða. Hef fylgst með þessu mataræði síðasta einn og hálfan mánuð og þeir hafa fengið léttir allt að 70-80%. Hann valdi þetta mataræði sjálfur, hann var þreyttur alls staðar að. Hann hefur tekið öll lyfin. Síðast þegar honum var gefið H Pylori Kit gat hann aðeins klárað það í þrjá daga. Viðbrögð þessa lyfs voru slík að hjartsláttur hans jókst og hann fór að fara út sjálfur. Nú vilja þeir ekki líta til baka eins og Allopathy lyf. Eins og hann hefur jafnað sig á einum og hálfum mánuði hefur hann fengið þá hugmynd að ef hann fylgir þessu mataræði í 8-10 mánuði þá verði hann alveg í lagi.

Talandi um viðbrögð H Pylori Kit, það er annað mál, það er eftir fyrir þremur til fjórum dögum síðan að hann starfar í fjölþjóðlegu fyrirtæki frá Gurgaon. Hann sagði að mér hafi verið gefið Doctor H Pylori Kit margoft. Ef hann heimsótti annan lækni skrifaði hann líka sama lyfið, núna segir hann að ég muni deyja en ég mun ekki borða þetta lyf. Vegna þess að viðbrögð þessa lyfs eru svo alvarleg að það er ekki auðvelt að bera það. Reyndar er eitt af þessum lyfjum Clarithromycin, það er bara Culprit. Í því H Pylori Kit eru viðbrögð vegna þessa lyfs. Talandi um mál Ástralíu, verður hann að segja. Hjartsláttur minn er samt ekki eins eðlilegur og áður.

Matur er þriðja aðalástæðan fyrir versnun pitta. Maturinn sem gerir sýrustig er mjólk og alls kyns belgjurtir. Athugaðu að ég hef hvergi nefnt áfengi og ekki grænmeti, því ég hef nú þegar gert ráð fyrir að ekki grænmeti sé hvorki eitthvað sem við borðum og áfengi er heldur ekki hollt fyrir okkur að drekka. Þess vegna verður hvergi minnst á þá. Af hverju ætti ég að tala um það sem er ekki matur okkar og drykkur? Það næsta sem veldur sýru er te og kaffi. Báðar þessar mynda gífurlegar sýrur. Taktu eftir þeim og haltu þeim. Svo lengi sem þú ert ekki að þjást af sýrustigi, þá borðar þú mjólk og pulsur með því að pressa, það er ekkert mál, en um leið og sýrustigið versnar byrja báðir líka að búa til sýru. Neyslu á öllu þessu ætti að stöðva í sýrustigi.

Önnur reynsla tengd þitta Mig langar að deila með þér að ef vatnið á þínum stað er ekki rétt, þá mun þetta vatn vinna verkið við að gera sýrustig. Sjóðið vatn og drekkið það. Ef þú fylgir mataræðinu sem ég nefndi, þá er engin þörf á að taka vatn sérstaklega í það, ávextir og salöt innihalda aðeins 95% vatn.

Það er engin þörf á að meðhöndla gas og sýrustig sérstaklega. Ef þú læknar gasið sjálft, læknast sýrustigið sjálfkrafa. Vegna þess að sýrustig tengist gasi sjálfu. Já það tekur tíma. Þess vegna verður þú að bera smá sýrustig á þeim tíma sem það tekur. Um leið og þú byrjar á mataræðinu mun sýrustig þitt minnka í 70-80%. Þú getur notað indverska Mishri í þetta, hvenær sem þú finnur fyrir brennandi tilfinningu. Mishri dregur úr sýrustigi strax. Það tekur 7-8 mánuði fyrir sýrustig að læknast alveg af þessu mataræði, eins og mín eigin reynsla, svo ekki flýta þér og fylgja mataræðinu af fullri einlægni. Á þennan hátt, ef þú heldur áfram að fylgja mataræðinu af fullri einlægni, þá mun gamli líkaminn þinn komast aftur.

Taktu sérstaklega eftir einu, þegar sýrustig verður gamalt, þá fylgir líkaminn því eins og reglu og á sama tíma og sýra er gerð í dag mun hann sýru á morgun á sama tíma, þannig rís sýran upp fyrir matinn , Og sjálfkrafa byrjar líkaminn að búa til sýru. Við þessar aðstæður byrja jafnvel neikvæðar hugsanir að verða súrar, ég er að segja ykkur allt þetta af eigin reynslu. Veistu þetta bara að öll vandamálin eru læknuð, ekki halda að þessi sýra endist út lífið. Í dag hef ég ekki bara mína reynslu heldur einnig reynslu þúsunda annarra. Ég er að vinna á þessu sviði frá síðustu tveimur árum.

Mataræði er til staðar, ég hef fjallað ítarlega um í fyrri köflum.

Hingað til hef ég talað um tvær doshas af Ayurveda, ef þú getur stjórnað þessum doshas þá trúðu mér að þú munt stjórna 70-80% sjúkdóma heimsins.

Nú munum við ræða um Kapha, þriðja dosha Ayurveda.

Kapha- Seigfljótandi, kalt, þungt, alífatískt, sætt. Allt eru þetta eiginleikar Kapha. Ef Kapha á að lækna, þá þarf að borða hluti með gagnstæða eiginleika. Ef þú borðar meira sælgæti, þá eykst slím. Jafnvel ef þú borðar kalt mun slímið aukast. Að borða ghee mun auka slím. Jafnvel ef þú drekkur mjólk mun hún stækka. Svo ekki neyta þeirra ef aukin slím er. Líkaminn ætti að vera tómur. Drekka ætti heitan drykk, þar sem negull, svartur pipar, osfrv. Neyða skal astringent og kryddað. Vegna þess að gæði Kapha eru sæt, og andstæða sætsins er kryddaður og astringent. Neyta skal bitur grasasafa og stikilsber. Með því að neyta reykels bráðnar slímið og það kemur út úr líkamanum. Kapha er kalt og sólin er heit, þannig að þau eru andstæð hvort öðru. Þetta var eins konar lækning. Sama mataræði mun virka í hóstasjúkdómum sem ég hef sagt fyrir gasi og sýrustigi. Bara hér þarftu að nota gáfurnar þínar aðeins því gæði slíms og gass eru köld og gæði sýrunnar eru heit. Ef þú ert að byrja á þessu mataræði á veturna, þá er hægt að borða hirsi meira. Ef þú ert að byrja á þessu mataræði á sumrin skaltu borða ávexti og salöt yfir daginn og borða hirsi einu sinni á nóttunni. Ef það er einhver vandamál við að borða ávexti og salat í vandamálinu með slím, getur þú tekið Millets tvisvar eða þrisvar sinnum. Við the vegur, það er ekkert vandamál, vegna þess að á síðustu tveimur árum hafa margir læknað slímtengd vandamál sín með þessu mataræði.

Svo þetta var reynsla mín af því að koma jafnvægi á Vata, Pitta og Kapha dosha sem ég deildi með þér.

Ritucharya (árstíð)

Samkvæmt Ayurveda og minni reynslu getum við ekki borðað sama mat allt árið. Vegna þess að eldurinn sem meltir mat situr inni í okkur, hann er ekki sá sami allt árið, svo hvernig getum við borðað sama matinn allt árið. Ég hef reynslu, á regntímanum verður eldurinn minn mjög minni.

Matarlystin minnkar líka að sama skapi. Ég minnka matinn minn. Ef ég geri þetta ekki þá er ég viss um að verða veikur. Bara þessi litli munur gerir mann veikan og heilbrigðan. Vitur maður borðar alltaf eftir eldi og hungri. En fáfróður maður samkvæmt klukkunni, eftir því magni sem borið er á diskinn, og ef maturinn er bragðgóður, þá mun hann borða hann jafnvel með suðu.

Það rignir þessa mánuði júlí, ágúst, september. Og þetta er líka mánuður sýrustigsins. Vandamálið við sýrustig er meira á þessum mánuðum. Þú verður að muna að vandamálin mín versnuðu í ágúst 2018 og það var sýrustig. Gat ekki kannast við þá sýrustig. Vegna þess að fyrir þetta hef ég aldrei staðið frammi fyrir vandamálum í lífinu, sýrustigi og hægðatregðu, ég vissi ekki einu sinni hvað það er. Ayurveda samþykkir líka að Pitta safnist fyrir á þessum mánuðum.

Á sama hátt, á veturna, eykst slím og verður aflöguð. Vansköpunin mun eiga sér stað þegar þú tekur hóstabætandi hluti. Ef þú tekur mat með andstæðum eiginleikum Kapha, þá verður Kapha jafn. En ekki hvenær við munum borða það, þegar við munum hafa vitneskju um að hvaða doshas aukast á hvaða árstíðum og með hvaða mat þessir gallar minnka. Þess vegna borðar vitur maður í hófi og heldur göllum sínum í jafnvægi og heldur þannig heilsu alla ævi.

Dincharya (Dagleg venja)

Rétt eins og doshas minnka og aukast á mismunandi árstíðum, á sama hátt eru allir doshas dagsins ekki eins. Ég man að það var einhvern tíma þegar maginn á mér blés upp eins og blaðra. Tíminn fyrir vindgang var áður á milli klukkan 4 og 6. Tími vindsins er síðasta vakt dagsins og síðasta vakt næturinnar. Pitta tíminn er miðnætti og miðnætti. Mig langar líka að deila atviki hér. Þú munt muna að ég hafði minnst á það á einum stað hvernig ég var vanur að fara á fætur um miðja nótt og borða matinn minn. Jæja, hver borðar á miðnætti, það var árátta mín að borða mat. Ekki það að ég hafi gert það af áhugamáli. Á miðnætti byrjaði sýrustig að myndast í maganum og hann var vanur að borða mat til að bæla niður og róa sömu pítuna. Stundum drakk ég líka kalda mjólk. Þannig að það er alveg rétt að tími Pitta er miðjan hvort sem það er um miðjan dag eða um miðja nótt.

Tími Kapha er upphaf dags og upphaf nætur, þ.e.a.s. morguns og kvölds. Á þennan hátt, þegar við munum komast að því að á hvaða tíma dags, hvaða dosha hækkar eða minnkar, muntu borða í samræmi við þá galla.

Ég ætla ekki að tala um Ayurvedic lyf því mín reynsla er sú að ávextir og grænmeti hafa alla lækningaeiginleika. Ég hef læknað alla sjúkdóma mína með því að neyta eingöngu ávaxta, salata og hirsi. Og nú hefur reynsla þúsunda annarra líka bæst við þessa reynslu mína. Vegna þess að ég er að vinna á þessu sviði frá síðustu tveimur árum. Athugaðu að ég er ekki að segja Ayurvedic lyf að vera gagnslaus. Ef maður vill getur maður líka neytt þeirra, því Ayurvedic lyf eru algjörlega náttúruleg, gjöf náttúrunnar og náttúrulyf eru gagnleg.

Langhanam Param Aushadham (Fasta er besta lyfið)

Langhanam þýðir föstu. Það er sagt í Ayurveda að Langhanam Param Aushadhaam, það er að segja að fasta sé besta lyfið. Og þetta er líka satt. Það hefur sést að fólk borðar mat án hungurs. Líkaminn þarf ekki mat en borðar hann samt. Horfa á klukkuna og borða. Maður þarf að borða þrisvar á heilum degi hvort sem það er hungur eða ekki. Það er líka aðalrót sjúkdóma. Þegar matur er borðaður án hungurs er þegar hægt á magabólganum og þegar matur er borðaður án hungurs verður hann hægari. Við látum ekki staðar numið hér, en nú er líka snakk, te, samosa, jalebi, kex, namkeen franskar o.s.frv. Allt þetta er borðað sérstaklega eftir pressun þrisvar á dag. Svona vinnur líkaminn okkar 24 tíma á dag. Þó að nema sumum líkamshlutum þurfa öll önnur líffæri hvíld. Við skulum skilja í gegnum dæmi. Segjum að þú sért bílstjóri og leyfðu mér að segja þér að keyra stöðugt næstu þrjá daga. Þú ættir ekki einu sinni að sofa þessa þrjá daga. Það eru allar líkur á að þú lendir í bílslysi. Sama er tilfellið með hluta líkama okkar. Þeir þurfa líka hvíld. Langhanam þýðir föstu sem veitir hvíld. Heilunarferlinu er hraðað meðan á Langhanam stendur. Auka glúkósa frásogast. Auka fitan byrjar að bráðna. Hvað sem er aukalega í líkamanum, Langhanam jafnar það. Ég sé sérstaklega um Langhanam. Hönnunin á mataræðinu mínu er þannig að það er sleppt í mataræðinu sjálfu. Ávextir, salöt og hirsi meltast mjög fljótt. Þannig, þegar hlutir eru meltir hratt, mun líkaminn haldast tómur það sem eftir er og uppfylla lækningu sína og leiðrétta ójafnvægið.

Enema

Enema, sem ég hef þegar lýst í smáatriðum. Enema er gjöf Ayurveda, sem við þekkjum nú undir þessu nafni í nútímanum.

Triphala

Triphala samanstendur af þremur ávöxtum. Amla, Haran og Bahera. Það ætti að nota í þessu hlutfalli Amla 3 hlutfalli, Haran 2 hlutfalli og Bahera 1 hlutfalli. Þetta hlutfall er til að þrífa magann. Það er lýsing á mismunandi hlutföllum í mismunandi sjúkdómum í Ayurveda. Amla er einn af fáum ávöxtum í heiminum, þar sem alls fimm safar finnast. Bragðið af Amla, Haran og Bahera lítur nánast eins út. Triphala virkar sem hreinsiefni. Það hreinsar frá meltingarveginum til tauganna.

Enema, grænn safi, ávextir, salat og hirsi gera það sama í mataræði mínu. Svo það er engin þörf á Triphala. Samt, ef einhver vill taka það, getur hann tekið það, því það er alveg eðlilegt.

Ítarlegar upplýsingar um Hirsi

Hér munum við fá eftirfarandi upplýsingar um Millet Hvað er hirsi, hverjir eru kostir þess, hversu margar tegundir eru til alls og nöfn á ensku.

Hirsi er korn okkar eigin lands. Sem var borðað í ríkum mæli í hverju ríki Indlands fyrir um 40 árum. En nú er bara mjög takmarkaður fjöldi fólks sem neytir þess. Vegna þess að þetta korn eins og það væri horfið. En hvað varðar heilsuna er það margfalt betra en hrísgrjón og hveiti. Ég hrósa því aðeins eftir að hafa neytt þess beint. Ég hef gert mjög djúpar rannsóknir á þessu korni. Þið vitið öll að ég neyta eingöngu hirsi í morgunkorni. Trefjar eru í jafnvægi í hirsi frá um 7% til 12%. Það er mjög mikilvægt að hafa trefjar í matnum okkar því trefjar hreinsa ekki bara taugarnar heldur einnig meltingarveginn. Við vitum vel að 80-90% sjúkdóma heimsins fara í gegnum magann. Hirsi sér um magann. Hvaða önnur korn sem við borðum, þá er magn trefja í þeim mjög minna eða aðeins að nafnvirði. Til dæmis eru aðeins 0,2% trefjar í hrísgrjónum og 1,2% trefjar í hveiti. Við fjarlægjum líka trefjarnar sem eru í hveiti með því að færa þær í gegnum sigti. Hér er ég að tala um klíð. Brauð sem borðað er án klíðs festist í þörmum okkar. Og þetta er þar sem sjúkdómurinn byrjar. Þetta er rót gass, sýrustigs og hægðatregðu.

Hirsi er ekki súrt korn. Sá sem hefur sýrustig ætti að taka hirsi í staðinn fyrir hveiti. Sérhver matur hefur sína eigin Tasheer. Tasheer þýðir að það mun fara inn í líkamann og skapa hita, haldast jafnt eða veita svala. Þó munurinn sé lítill og heilbrigð manneskja finni kannski ekki einu sinni fyrir þessum mun, en fyrir vanheilsu manneskju er þessi munur eins og mikill.

Fegurðin við hirsi er að það stjórnar einnig blóðsykri. Það er fær um að gera þetta vegna trefja þess. Þar sem það er jafnvægi trefja, losar það glúkósa hægt og rólega. Vegna þess er magn sykurs í blóði ekki áfram hátt. Ég er með fullt af töskum tiltækum sem hafa sykurstýringu í gegnum Hirsi. Í dag er allt þetta fólk laust við sykurlyf. Eitt í viðbót verður að hafa í huga sem gerir útkomuna enn betri, áður en þú borðar Hirsi skaltu borða 200 til 250 grömm af salati. Við höfum séð að þeir sem neyttu salats með hirsi, sykur þeirra var stjórnað betur en þeir sem neyttu eingöngu hirsi.

Hirsi er aðallega að finna í 9-10 tegundum í okkar landi. En ég ætla aðeins að tala um fimm hirsi. Vegna þess að magn trefja í þessum fimm hirsi er aðeins hærra en restin. Það er sem hér segir í sömu röð. 1. Brúnn toppur (Grænn Kangni), 2. Refhali (Kangni), 3. Kodo (Kodra) 4. Lítill (Kutki), 5. Barnyard (Sanwa)

Leggið í bleyti í 8 klukkustundir áður en hirsi er búið til. Það er vel melt með því að leggja matinn í bleyti, vegna þess að það hefur gott magn af trefjum, svo það er mjög mikilvægt að liggja í bleyti. Eftir bleyti skaltu gera það eins og hrísgrjón og neyta þeirra. Á

þennan hátt, skiptu hveiti og hrísgrjónum alveg út
fyrir hirsi.

Lífrænar jarðhnetur

Aðal uppspretta próteina og fitu er jarðhnetur. Leggðu það í bleyti í vatni í átta klukkustundir, neyttu þess síðan, besti tíminn til að neyta þess er eftir hádegi. Ekki neyta þess snemma á morgnana því það er mjög þungt í meltingu. Þess vegna skaltu neyta þess aðeins eftir 8-10 mánuði eftir að þú byrjar mataræði. Eftir átta til tíu mánaða megrun verður meltingarkerfið mjög sterkt. Ef meltingarkerfið er sterkt, getur hann neytt þess um leið og hann byrjar á megruninni. Jarðhnetur innihalda 50% hágæða fitu og 25% mikið magn af próteini. Próteinið sem er í því er á stigi mjólkur og kjöts. Fólk sem þjáist af sykri getur líka neytt þess vegna þess að magn kolvetna í því er minna. Annar eiginleiki sem ég og aðrir sem fylgja mataræði höfum tekið eftir er að hann hreinsar ristilinn mjög vel eftir að hafa borðað hann.

Spirituality, Bhagavad Gita, og að ná Bhagavad Gyan

Þessi bók táknar mig sannarlega. Hvaða þekkingu sem er í mér, hvað sem ég hef lært í lífinu af náð Guðs, mun ég fella hana inn í þessa bók. Hvort sem það tengist mat, Ayurveda eða andlega.

Hvað sem við ræddum núna var vitneskjan um að halda líkamlega líkamanum í lagi. Nú munum við tala um að stjórna fíngerða líkamanum þ.e. huga, greind og skynfæri. Líkami okkar er ekki bara líkamlegur líkami. Í eðli sínu eru fíngerði líkami og sál líka tengd. Allt þetta gerir manneskju. Sjúkdómar koma ekki aðeins í líkamlega líkamanum heldur einnig í fíngerða líkamanum. Í þessum kafla verður talað um að halda fíngerða líkamanum heilbrigðum. Þessi sjúkdómur er kallaður sálrænt vandamál á tungumáli nútímans. Þetta vandamál er í huganum. Þessi sjúkdómur er ekkert nema aðeins og aðeins ótti. Ótti stafar af fáfræði, ef við höfum þekkingu, þá mun ótti okkar líka enda. Þessi kafli fjallar eingöngu um þekkingu. Þessi þekking á sannleikanum er ekki mín. Þessi vitneskja er sögð af Drottni sjálfum. Í þessum kafla mun ég útskýra sömu þekkingu fyrir þér á einföldu máli. Ástæðan fyrir óttanum sem kemur upp í huga okkar er sú að við höfum ekki þekkingu á okkar eigin eðli. Hvaðan erum við komin, hvert munum við fara eftir að hafa yfirgefið líkama dauðans? Hver er tilgangur okkar á þessari jörð? Er heimur handan við þetta? Er einhver enn öflugri? Ef öllum þessum spurningum er svarað, þá mun hugur okkar vera í friði. Það verður ánægja í huganum og þú munt geta unnið vinnuna þína á rólegan hátt. Í þessum kafla munum við einnig tala um hugleiðslu ásamt þekkingu á Guði. Það er nauðsynlegt að gera þetta bæði saman, það er mín reynsla.

Kæru lesendur, ég hef komið með nokkrar vísur frá Bhagavad Gita í lífi mínu. Þær vísur hafa verið lagðar á minnið. Ég syng þá á hverjum degi. Djúp hugleiðsla hefur einnig verið gerð á þessum versum. Með þessari þekkingu hef ég umbreytt og lífi þínu mun einnig breytast. Líf mitt hefur breyst, svo ég er að fella þessa þekkingu inn í þessa bók. Með þessari þekkingu á Guði hef ég fundið svarið við öllum spurningum lífsins. Það er engin slík spurning í þessum heimi sem Guð hefur ekki svarað í Bhagavad Gita. Síðan ég hef aflað mér þessarar þekkingar hef ég hvergi verið fastur í lífi mínu. Oft festumst við víða. Ófær um að taka ákvarðanir undir vissum kringumstæðum. Get ekki einu sinni gert greinarmun á réttu og röngu. En ef þú hefur þekkingu á Guði, þá muntu taka ákvörðunina í fljótu bragði. Það er tvennt í þessum efnisheimi, annað veruleiki og hitt maya. Þar til í dag höfum við öll litið á Maya sem raunveruleikann og við höfðum enga vitneskju um hvað er raunveruleikinn. Þetta er orsök sorgar okkar. Þjáningin er ekkert annað en öll eymd stafar af þessari fáfræði. Eftir þessa þekkingu muntu geta vitað muninn á raunveruleikanum og Maya. Með þessari nákvæmu þekkingu munu allar sorgir þínar taka enda.

Eitt sem ég hef tekið eftir er að ekki aðeins á Indlandi heldur um allan heim erum við aðeins að meðhöndla líkamann. Öll sjúkrahúsin, heilsugæslustöðvarnar meðhöndla aðeins líkamann. Þetta er ástæðan fyrir því að við fáum ekki fullan ávinning. Annars vegar fáum við meðferð og hins vegar borðum við pillur við þunglyndi og svefnleysi. Til að stjórna huganum og lækna hugann verður ekki gert með þessum pillum. Svefn kemur ekki frá pillum. Ef þú færð svefn eftir að hafa tekið eina töflu í dag, þá sofnar þú eftir 4 mánuði eftir að hafa tekið 2 töflur. Því nú virkar skammturinn af einni pillu ekki. Þannig mun magnið halda áfram að aukast, hversu margar töflur muntu borða. Þess vegna er mjög mikilvægt að hafa þekkingu á endanlegum sannleika. Vegna þess að eftir að hafa vitað hinn endanlega sannleika er engin lyf lengur þörf.

Bhagwat Gita - Nokkur vísur

na jāyate mriyate vā kadāchin
nāyaṁ bhūtvā bhavitā vā na bhūyaḥ
skipulag nityaḥ śhāśhvato 'yaṁ purāṇo
na hanyate hanyamāne śharīre - 2.20

Sálin fæðist hvorki né deyr hún nokkurn tíma; né hefur það einu sinni verið til, hættir það alltaf að vera. Sálin er án fæðingar, eilíf, ódauðleg og aldurslaus. Það er ekki eytt þegar líkaminn er eytt.

vāsānsi jīrṇāni yathā vihāya

navāni gṛihṇāti naro 'parāṇi

tathā śharīrāṇi vihāya jīrṇānya

nyāni sanyāti navāni dehī - 2.22

Eins og manneskja losar sig úr slitnum klæðum og klæðist nýjum, á sama hátt, við dauðann, varpar sálin slitnum líkama sínum og fer inn í nýjan.

nainaṁ chhindanti śastrāṇi nainaṁ dahati

pāvakaḥ

na chainaṁ kledayantyāpo na śhoṣhayati

mārutaḥ - 2.23

Vopn geta ekki tætt sálina, né getur eldur brennt hana. Vatn getur ekki bleyta það, né getur vindurinn þurrkað það.

achchhedyo 'yam adāhyo 'yam akledyo 'śhoṣhya eva cha

nityaḥ sarva-gataḥ sthāṇur achalo 'yaṁ sanātanaḥ -

Sálin er óbrjótandi og óbrennanleg; það má hvorki raka né þurrka. Það er eilíft, á öllum stöðum, óbreytanlegt, óumbreytanlegt og frumlegt.

karmaṇy-evādhikāras the mā phaleṣhu kadāchana

eftir karma-phala-hetur bhūr eftir saṅgo 'stvakarmaṇi - 2,47

Þú átt rétt á að sinna skyldum þínum sem þú hefur mælt fyrir um, en þú átt ekki rétt á ávöxtum gjörða þinna. Líttu aldrei á sjálfan þig sem orsök niðurstaðna athafna þinna, né festu þig við aðgerðarleysi.

yoga-sthaḥ kuru karmāṇi saṅgaṁ tyaktvā dhanañjaya

siddhy-asiddhyoḥ samo bhūtvā samatvaṁ yoga uchyate - 2.48

Vertu staðfastur í að framfylgja skyldu þinni, ó Arjun, yfirgefa viðhengi við velgengni og mistök. Slíkt jafnaðargeð er kallað Yog.

yaḥ sarvatrānabhisnehas tat tat prāpya śhubhāśhubham

nābhinandati na dveṣhṭi tasya prajñā pratiṣhṭhitā - 2,57

Sá sem er óbundinn við allar aðstæður og er hvorki ánægður með gæfu né niðurdreginn af þrengingum, hann er spekingur með fullkomna þekkingu.

yadā sanharate chāyaṁ kūrmo 'ṅgānīva

sarvaśhaḥ

indriyāṁindriyārthebhyas tasya prajñā

pratiṣhṭhitā - 2.58

Sá sem er fær um að draga skynfærin frá hlutum sínum, rétt eins og skjaldbaka dregur útlimi sína inn í skel sína, er staðfestur í guðlegri visku.

dhyāyato viṣhayān puṁsaḥ saṅgas

teṣhūpajāyate

saṅgāt sañjāyate kāmaḥ kāmāt krodho

'bhijāyate 2.62

Á meðan maður hugleiðir hluti skynfæranna þróar maður tengsl við þá. Viðhengi leiðir til löngunar og af löngun kemur reiði.

krodhād bhavati sammohaḥ sammohāt

smṛti-vibhramaḥ

smṛti-bhranśhād buddhi-nāśho buddhi-

nāśhāt praṇaśhyati -2,63

Reiði leiðir til þess að dómgreindin skýst, sem leiðir til ruglings í minni. Þegar minnið er ruglað, eyðileggst vitsmunirnir; og þegar vitsmunirnir eru eytt, þá er einn eyðilagður.

rāga-dveṣha-viyuktais tu viṣhayān
indriyaiśh charan
ātma-vaśhyair-vidheyātmā prasādam
adhigachchhati - 2.64

En sá sem stjórnar huganum og er laus við viðhengi og andúð, jafnvel á meðan hann notar hluti skynfæranna, öðlast náð Guðs.

indriyāṇāṁ er einkenni hugans
tadasya harati prajñāṁ vāyur nāvam
ivāmbhasi - 2.67

Rétt eins og sterkur vindur feykir bát af leiguleið sinni á vatninu, getur jafnvel eitt af þeim skilningarvitum sem hugurinn einbeitir sér að leitt vitsmunina afvega.

āpūryamāṇam achala-pratiṣhṭhaṁ
samudram āpaḥ praviśhanti yadvat
tadvat kamā yaṁ praviśhanti sarve
sa śhāntim āpnoti na kāma-kāmī - 2,70

Rétt eins og sjórinn er óáreittur af stanslausu flæði vatns úr ám sem renna inn í það, á sama hátt öðlast spekingurinn, sem er óhreyfður þrátt fyrir flæði eftirsóknarverðra hluta allt í kringum sig, frið, en ekki sá sem leitast við að fullnægja löngunum.

vihāya kāmān yaḥ sarvān pumānśh

charati niḥspṛihaḥ

nirmamo nirahankāraḥ sa śāntim

adhigachchhati - 2.711

Sú manneskja, sem gefur upp allar efnislegar langanir og lifir laus við tilfinningu um græðgi, eignarhald og sjálfhverfa, öðlast fullkominn frið.

prakṛiteḥ kriyamāṇāni guṇaiḥ karmāṇi

sarvaśhaḥ

ahankāra-vimūḍhātmā kartāham iti

manyate - 3.27

Öll starfsemi er framkvæmd af þremur aðferðum efnislegs eðlis. En í fáfræði lítur sálin, sem blekkt er af fölskum samsömun með líkamanum, á sig sem gerandann.

śhreyān swa-dharmo viguṇaḥ para-

dharmāt sv-anuṣhṭhitāt

swa-dharme nidhanaṁ śhreyaḥ para-

dharmo bhayāvahaḥ 3.35

Það er miklu betra að sinna eðlilegri fyrirskipuðum skyldu sinni, þó að hún sé brjáluð, en að sinna annarri skyldu, þó fullkomlega sé. Reyndar er æskilegra að deyja við að sinna skyldu sinni en að feta slóð annars, sem er ógnvekjandi.

kāma eṣha krodha eṣha rajo-guṇa-

samudbhavaḥ
mahāśhano mahā-pāpmā viddhyenam iha

vairiṇam

Hinn æðsti Drottinn sagði: Það er girnd ein, sem er fædd af snertingu við ástríðuhátt, og síðar umbreytt í reiði. Þekktu þetta sem syndugan, allt-eytandi óvininn í heiminum.

indriyāṇi mano buddhir asyādhiṣhṭhānam

uchyate
etair vimohayatyeṣha jñānam āvṛitya

dehinam 3.40

Sagt er að skynfærin, hugurinn og skynsemin séu ræktunarstöðvar löngunar. Í gegnum þá skýlir það þekkingu manns og blekkir innlifaða sál.

imaṁ vivasvate yogaṁ proktavān aham
avyayam
vivasvān manave prāha manur
ikṣhvākave 'bravīt

4.01

Hinn æðsti Drottinn Shree Krishna sagði: Ég kenndi þessi eilífu vísindi Yog til sólguðsins, Vivasvan, sem flutti þau áfram til Manu; og Manu aftur á móti leiðbeindi því til Ikshvaku.

vīta-rāga-bhaya-krodhā man-mayā mām
upāśhritāḥ
bahavo jñāna-tapasā pūtā mad-bhāvam
āgatāḥ - 4.10

Þar sem margir voru lausir við viðhengi, ótta og reiði, urðu fullkomlega niðursokkin af mér og sóttu skjól hjá mér, urðu margir einstaklingar í fortíðinni hreinsaðir af þekkingu á mér og öðluðust þannig guðlega ást mína.

tyaktvā karma-phalāsaṅgaṁ nitya-tṛpto
nirāśhrayaḥ
karmaṇyabhipravṛitto 'pi naiva
kiñchit karoti saḥ - 4.20

Slíkt fólk, sem hefur gefið upp viðhengi við ávexti gjörða sinna, er alltaf ánægður og ekki háður ytri hlutum. Þrátt fyrir að taka þátt í starfsemi gera þeir ekki neitt.

nirāśhīr yata-chittātmā tyakta-sarva-parigrahaḥ śhārīraṁ kevalaṁ karma

kurvan nāpnoti kilbiṣham - 4.21

Lausar við væntingar og tilfinningu fyrir eignarhaldi, með huga og vitsmuni fullkomlega stjórnað, bera þeir enga synd þó þeir framkvæmi aðgerðir af líkama sínum.

yadṛchchhā-lābha-santuṣhṭo dvandvātīto vimatsaraḥ

samaḥ siddhāvasiddhau cha kṛtvāpi na nibadhyate - 4.22

Ánægðir með hvaða ávinning sem er af sjálfu sér, og laus við öfund, eru þeir handan við tvíþætti lífsins. Þar sem þeir eru jafnir í velgengni og mistökum eru þeir ekki bundnir af gjörðum sínum, jafnvel þegar þeir framkvæma alls kyns athafnir.

apāne juhvati prāṇaṁ prāṇe 'pānaṁ tathāpare

prāṇāpāna-gatī ruddhvā prāṇāyāma-

parāyaṇāḥ

niyatāhārāḥ prāṇān prāṇeṣhu juhvati

birtist

sarve 'pyete yajña-vido yajña-kṣhapita-

kalmaṣhāḥ

Enn aðrir bjóða sem fórn frá andardrættinum í andardrættinum, en sumir bjóða andardrættinum inn í andardrættinn. Sumir iðka prāṇāyām erfiðlega og halda aftur af andardrætti og útrás, eingöngu niðursokkinn í stjórnun lífsorkunnar. Enn aðrir draga úr fæðuinntöku sinni og bjóða andanum inn í lífsorkuna sem fórn. Allir þessir fórnarkunnáttumenn eru hreinsaðir af óhreinindum sínum vegna slíkra gjörninga.

yaj jñātvā na punar moham evaṁ yāsyasi

pāṇḍava -

he bhūtānyaśheṣheṇa

drakṣhyasyātmanyatho mayi - 4.35

Með því að fylgja þessari leið og hafa náð uppljómun frá sérfræðingur, ó Arjun, muntu ekki lengur falla í blekkingu. Í ljósi þeirrar vitneskju muntu sjá að allar lifandi verur eru aðeins hlutar hins æðsta og eru innra með mér.

api ched asi pāpebhyaḥ sarvebhyaḥ pāpa-

kṛt-tamaḥ

sarvaṁ jñāna-plavenaiva vṛjinaṁ

santariṣhyasi - 4.36

Jafnvel þeir sem eru taldir siðlausastir allra syndara geta farið yfir þetta haf efnislegrar tilveru með því að setjast í bát guðlegrar þekkingar.

shraddhāvānllabhate jñānaṁ af paraḥ

sanyatendriyaḥ

jñānaṁ labdhvā parāṁ śhāntim

achireṇādhigachchhati -4.39

Þeir sem hafa djúpa trú og hafa æft sig í að stjórna huga sínum og skynfærum öðlast guðlega þekkingu. Með slíkri yfirskilvitlegri þekkingu öðlast þeir fljótt eilífan æðsta frið.

jitātmanaḥ praśhāntasya paramātmā

samāhitaḥ

śhītoṣhṇa-sukha-duḥkheṣhu tathā

mānāpamānayoḥ - 6.7

Jógarnir sem hafa sigrað hugann rísa upp yfir tvíþætti kulda og hita, gleði og sorgar og heiðurs og vanvirðu. Slíkir jógar eru friðsamir og staðfastir í hollustu sinni við Guð.

ananya-chetāḥ satataṁ yo māṁ smarati

nityaśhaḥ

tasyāhaṁ sulabhaḥ pārtha nitya-yuktasya

yoginaḥ - 8.14

Ó Parth, fyrir þá jóga sem hugsa alltaf um mig af einstakri trúrækni, er auðvelt að ná mér vegna stöðugrar frásogs þeirra í mér.

mayā tatam idaṁ sarvaṁ jagad avyakta-
mūrtinā

mat-sthāni sarva-bhūtāni na chāhaṁ

teṣhvavasthitaḥ -9.4

Öll þessi kosmíska birtingarmynd er gegnsýrð af Mér í óbirtanlega mynd minni. Allar lífverur búa í mér, en ég bý ekki í þeim.

na cha mat-sthāni bhūtāni paśhya me
yogam aiśhwaram
bhūta-bhṛin na cha bhūta-stho mamātmā

bhūta-bhāvanaḥ - 9.5

Og samt eru lifandi verur ekki í mér. Sjáðu leyndardóm guðdómlegrar orku minnar! Þó að ég sé skapari og uppeldi allra lifandi vera, þá er ég ekki undir áhrifum frá þeim eða efnislegu eðli.

patraṁ pushpaṁ phalaṁ toyaṁ yo me
bhaktyā prayachchhati

tadahaṁ bhaktyupahṛitam aśhnāmi

prayatātmanaḥ - 9.26

Ef maður býður Mér af trúmennsku laufblað, blóm, ávöxt eða jafnvel vatn, tek ég ánægjulega þátt í þeim hlut sem hollvinur minn býður með kærleika í hreinni meðvitund.

man-manā bhava mad-bhakto mad-yājī

māṁ namaskuru

mām evaiṣhyasi yuktvaivam ātmānaṁ

mat-parāyaṇaḥ - 9.34

Hugsaðu alltaf um mig, vertu mér trúr, tilbiðkið mig og lofaðu mér. Eftir að hafa helgað mér huga þinn og líkama muntu örugglega koma til mín.

aham ātmā guḍākeśha sarva-bhūtāśhaya-

sthitaḥ

aham ādiśh cha madhyaṁ cha bhūtānām
anta eva cha - 10.20

Ó Arjun, ég sit í hjarta allra lífvera. Ég er upphafið, miðjan og endir allra vera.

daṇḍo damayatām asmi nītir asmi
jigīṣhatām
maunaṁ chaivāsmi guhyānāṁ jñānaṁ
jñānavatām aham

Ég er bara refsing meðal aðferða til að koma í veg fyrir lögleysu og rétta hegðun meðal þeirra sem sækjast eftir sigri. Meðal leyndardóma er ég þögn, og í hinum viturlegu er ég viska þeirra.

Yach chāpi sarva-bhūtānāṁ bījaṁ tad
aham, O Arjuna
na tad asti vinā yat syān mayā bhūtaṁ
charācharam

Ég er fræmynd allra lífvera, ó Arjun. Engin vera sem hreyfist eða hreyfist ekki getur verið til án mín.

yad yad vibhūtimat sattvaṁ śhrīmad
ūrjitam eva vā
tat tad evāvagachchha tvaṁ mama tejo
'nśha-sambhavam

Hvað sem þú sérð sem fallegt, dýrðlegt eða kraftmikið, veistu að það sprettur upp úr nema neista af dýrð minni.

***atha vā bahunaitena kiṁ jñātena
tavārjuna
viṣhṭabhyāham idaṁ kṛtsnam ekānśhena
sthito jagat***

Hvaða þörf er fyrir alla þessa nákvæmu þekkingu, ó Arjun? Veistu einfaldlega að með einu broti af veru minni, sný ég um og styð alla þessa sköpun.

*śrī-bhagavān uvācha
kalo 'smi loka-kṣhaya-kṛit pravṛiddho
lokān samāhartum iha pravṛittaḥ
ṛte 'pi tvāṁ na bhaviṣhyanti sarve
ye 'vasthitāḥ pratyanīkeṣhu yodhāḥ - 11.32*

Hinn æðsti Drottinn sagði: Ég er voldugur Tími, uppspretta eyðileggingarinnar sem kemur fram til að tortíma heimunum. Jafnvel án þátttöku þinnar munu stríðsmennirnir sem eru í her andstæðingsins hætta að vera til.

*ye tv aksharam anirdeśhyam avyaktaṁ
paryupāsate
sarvatra-gam achintyañcha kūṭa-stham
achalandhruvam
sanniyamyendriya-grāmaṁ sarvatra
sama-buddhayaḥ
te prāpnuvanti mām eva sarva-bhūta-hite
ratāḥ*

En þeir sem tilbiðja formlausa hlið hins algera sannleika - hinn óforgengilega, óskilgreinanlega, óbirtanlega, allsráðandi, óhugsanlega, óbreytanlega, eilífa og óhreyfanlega - með því að halda aftur af skynfærum sínum og vera jafnlynd alls staðar, slíkir einstaklingar, sem taka þátt í velferð allra vera, ná mér líka.

*ye tu sarvāṇi karmāṇi mayi sannyasya
mat-paraḥ
ananyenaiva yogena māṁ dhyāyanta
upāsate
teṣhām ahaṁ samuddhartā mṛtyu-
saṁsāra-sāgarāt
bhavami na chirāt pārtha mayy āveśhita-
chetasām*

En þeir sem tileinka mér allar gjörðir sínar, líta á mig sem æðsta markmiðið, tilbiðja mig og hugleiða mig af einskærri trúmennsku, ó Parth, ég frelsa þá fljótt úr hafi fæðingar og dauða, því vitund þeirra er sameinuð mér.

mahā-bhūtāny ahankāro buddhir
avyaktam eva cha

indriyāṇi daśhaikaṁ cha pañcha

chendriya-gocharāḥ

Athafnasviðið er samsett úr hinum fimm stóru þáttum, sjálfinu, vitsmunum, óbirtanlega frumefninu, ellefu skilningarvitunum (fimm þekkingarskynfæri, fimm starfandi skynfæri og hugur) og fimm hlutum skynfæranna.

ichchhā dveṣhaḥ sukhaṁ duḥkhaṁ

saṅghātaśh chetanā dhṛtiḥ

etat kṣhetraṁ samāsena sa-vikāram

udāhṛitam

Löngun og andúð, hamingja og eymd, líkaminn, meðvitundin og viljinn – allt þetta samanstendur af sviðinu og breytingum hans.

*amānitvam adambhitvam ahinsā kṣhāntir
āryavam
āchāryopāsanaṁ śhauchaṁ sthairyam
ātma-vinigrahaḥ
indriyārtheṣhu vairāgyam anahankāra
eva cha
janma-mṛtyu-jarā-vyādhi-duḥkha-
doṣhānudarśhanam
asaktir anabhiṣhvaṅgaḥ putra-dāra-
gṛhādiṣhu
nityaṁ cha sama-chittatvam
iṣhṭāniṣhṭopapattiṣhu
mayi chānanya-yogena bhaktir
avyabhichāriṇī
vivikta-deśha-sevitvam aratir jana-
sansadi
adhyātma-jñāna-nityatvaṁ tattva-
jñānārtha-darśhanam
etaj jñānam iti proktam ajñānaṁ yad ato
’nyathā*

Auðmýkt; frelsi frá hræsni; ofbeldisleysi; fyrirgefning; einfaldleiki; þjónusta Guru; hreinleika líkama og huga; staðfastlciki; og sjálfsstjórn; áhugaleysi gagnvart hlutum skynfæranna; skortur á egóisma; hafðu í huga hið illa fæðingar, sjúkdóma, elli og dauða; ekki viðhengi; skortur á að halda fast við maka, börn, heimili og svo framvegis; jafnhyggja innan um eftirsótta og óæskilega atburði í lífinu; stöðug og einstök hollustu við mig; hneigð til einmanna staða og andúð á hversdagslegu samfélagi; stöðugleiki í andlegri þekkingu; og heimspekilegri leit að algerum sannleika - allt þetta lýsi ég vera þekkingu, og það sem er andstætt henni, kalla ég fáfræði.

sarva-dvāreṣhu dehe 'smin prakāśha
upajāyate
jñānaṁ yadā tadā vidyād vivṛiddhaṁ
sattvam ity uta
lobhaḥ pravṛittir ārambhaḥ karmaṇām
aśhamaḥ spṛihā
rajasy etāni jāyante vivṛiddhe
bharatarṣhabha
aprakāśho 'pravṛittiśh cha pramādo moha
eva cha
tamasy etāni jāyante vivṛiddhe kuru-
nandana

Þegar öll hlið líkamans eru upplýst af þekkingu, veistu að það er birtingarmynd gæsku. Þegar ástríðuháttur er ríkjandi, ó Arjun, þróast einkenni græðgi, áreynslu fyrir veraldlegan ávinning, eirðarleysi og þrá. O Arjun, óvísindi, tregðu, vanræksla og blekking - þetta eru ríkjandi merki um fáfræði.

sattvāt sañjāyate jñānaṁ rajaso lobha eva cha
pramāda-mohau tamaso bhavato 'jñānam eva cha

Af háttur góðvildar sprettur þekking, úr háttur ástríðu kemur græðgi, og úr háttur fáfræði stafar vanræksla og blekking.

Kjarni Bhagavad Gita eins og ég skildi og tileinkaði mér.

Við erum ekki líkaminn. Við erum sál. Líkaminn er eins og klút. Hvernig við höldum áfram að skipta um föt, á sama hátt og við, sálin, höldum áfram að breyta líkamanum. Rétt eins og við erum ekki tengd fötum, á sama hátt ættum við ekki að vera tengd líkamanum. Þetta viðhengi er orsök sorgar. Það er enginn sálardauði, svo við hvað ættum við að vera hrædd? Við verðum samt á morgun. Voru þar jafnvel fyrir þessa sköpun, mun vera þar jafnvel eftir endalok þessa heims. Svo fjarlægðu óttann úr huga þínum. Sálin er hluti Guðs. Þetta er það sem Drottinn sjálfur segir í 10. kafla.

rétt leið til að bregðast við
Við höfum rétt til að vinna verkið, en ávöxtur verksins er ekki í okkar höndum, hann er í höndum Guðs. Þess vegna ættum við að halda áfram að vinna og hugsa aldrei um að okkur muni takast eða mistakast. Við munum vinna eða tapa. Munum við deyja eða lifa? Karma ætti að fara fram í samræmi við skyldurnar. Karma ætti aldrei að gera til að uppfylla langanir manns. Sá sem vinnur að því að uppfylla langanir sínar er alltaf óhamingjusamur. Vegna þess að löngun er byrði. Nýjar langanir fæðast alltaf innra með okkur. Eftir uppfyllingu einnar óskar fæðist önnur löngun. Svo hversu margar óskir muntu

uppfylla? Það er enginn endir á löngunum. Því ætti að lifa lífinu af skyldurækni en ekki til að uppfylla langanir manns.

Í öllum kringumstæðum höfum við sjálfsréttlætingu. Og swadharma okkar allra er mismunandi við mismunandi aðstæður. Þess vegna ættum við ekki að vinna neina vinnu sem einhver hefur séð. Vinna skal samkvæmt eigin trú. Í sumum kringumstæðum gæti það verið Swadharma fyrir mig að taka líf einhvers. Og að gefa líf fyrir einhvern undir öllum kringumstæðum getur líka verið Swadharma fyrir mig. Þú verður að ákveða hvað er Swadharma þitt undir ákveðnum kringumstæðum.

Gerðu karma með því að rísa yfir hagnað og tap.

Með því að velta fyrir okkur efni aftur og aftur festumst við því efni. Hér getur viðfangsefnið verið manneskja jafnt sem hlutur. Með því að hugleiða eitthvað aftur og aftur mun löngun vakna til að ná því efni. Ef það er ekki tekið á móti mun reiði vakna. Og minni okkar ruglast saman við reiði. Og ef minnið er ruglað, þá eyðileggst vitsmunir viðkomandi, því vitsmunirnir hvíla aðeins á minningunum. Ef ég þurrka allar minningarnar úr huga þínum muntu líta út fyrir að vera brjálaður.

Tvennt gerist með því að hugleiða viðfangsefnin, annað hvort verður viðfangsefninu náð eða því næst ekki. Lýsing á því hvað gerist ef það berst ekki hefur verið gefið hér að ofan. Nú ef ég fæ það, mun ég lýsa því sem mun gerast. Ef hlutnum er náð, er ótti við að missa hann. Vandamálin ætla ekki að taka enda. Það eru vandamál við að taka á móti og ekki við að taka á móti. Við höldum alltaf áfram að hugsa um að ef við fáum svona frjósöm hlut þá kemur hamingjan. En jafnvel eftir að hafa náð árangri, er hamingjan augnablik. Reyndar er hamingjan ekki í viðfangsefnum, við erum að leita að röngum heimi, hamingjan er innra með þér. Ef þú trúir ekki, hugleiðið þá og sjáið, mjólk mjólkur verður að vatni. Ég hef upplifað það sjálfur, þú ættir líka að prófa það. Þess vegna mun íhugun um viðfangsefni alltaf leiða til sorgar.

Reiði stafar af löngunum, svo ekki halda þrár. segi ég aftur og aftur. Lifðu lífinu ekki til að uppfylla langanir heldur til að uppfylla skyldur. Löngun er óvinur okkar, hún er óvinur okkar. Því fyrr sem þú drepur þennan óvin, því betra.

Þú getur verið fullkominn innan frá, núna og á þessari stundu. En það getur aldrei verið fullkomið að utan. Vertu því alltaf sáttur. Vegna þess að í lífinu geturðu ekki verið ánægður jafnvel með því að ná öllu utan frá. Svo lærðu að vera ánægður í dag og nú.

Allur heimurinn er staða í Guði. Guð hefur tekið yfir heiminn. Þér hlýtur að hafa fundist þetta skrítið, hvernig getur Guð haldið svona risastórri sköpun. Mig langar til að nefna dæmi, þessi líkami er í eigu okkar, þ.e. fíngerð sál. Það sem er ekki einu sinni sýnilegt er svo lúmskt. Svo lengi sem það er sál í líkamanum heldur svo stór líkami áfram að hreyfast, en um leið og sú fíngerða sál fer úr líkamanum, á sama hátt dettur líkaminn niður með hvelli. Á sama hátt og fíngerð sál heldur svo stórum líkama, á sama hátt viðheldur Drottinn öllu sköpunarverkinu.

Vertu trúr og trúðu á Guð. Heilsaðu þeim alltaf. Mundu þau alltaf. Vertu honum alltaf þakklátur. Þakkið Guði fyrir allt. Leggðu hugann að þeim.

Síðustu orð

Kæru lesendur,

Ég er að vinna á þessu sviði frá síðustu tveimur árum. Á síðustu tveimur árum, með því að fylgja leiðbeiningunum frá mér, hafa þúsundir manna læknað marga sjúkdóma sína með því að tengjast náttúrunni og tileinka sér náttúruna. Þess vegna er þessi reynsla ekki bara mín heldur hefur reynsla þúsunda annarra einnig bæst við hana. Ég hefði aldrei getað skrifað þessa bók á ævinni og ef ég hefði getað skrifað hana, þá hef ég getað skrifað hana vegna þessara þúsunda manna, því þetta fólk er forðabúr sjálfstrausts míns. Ég var manneskja sem talaði minna við fólk. Hafði samband við fáa. Það var ómögulegt fyrir mig að tala á palli einhvers staðar. En í dag er ég önnur manneskja. Allt þetta af þekkingunni sjálfri, þegar þekking streymir inn í mann verður hún allt annað vald.

Að lokum myndi ég segja við ykkur öll að þið ættuð líka að tengjast náttúrunni og tileinka ykkur náttúrulega fæðu ef þið viljið vera laus við sjúkdóma alla ævi. Hver getur sagt um heilsu þína betur en þú? Við skiljum hæsta gildi heilsu þegar við erum veik. Af hverju skiljum við ekki fyrr, fyrst við höfum fengið þetta algerlega laust frá Guði. Og við höfum sagt að við kunnum að meta hlutina sem fengust ókeypis. Svo þegar þú færð það aftur muntu líka vita gildi þess. Og þegar gildið er þekkt, þá verður aðeins hreinn náttúrulegur matur og jákvæðar hugsanir settar í þennan líkama. Og þá munt þú verða fullkomlega fróður um þennan líkama, hvað er gagnlegt og hvað er skaðlegt fyrir þennan líkama. Þekkingin sem ég er að tala um hér er um mat og hugsanir sem eru gagnlegar fyrir líkamann, en ekki líkamans til að komast inn í líkamann. Þú getur aldrei gert það þó það taki aldir. Allir hlutir skapaðir af Guði tilheyra þekkingu og náttúran er líka sköpuð af Guði. Þess vegna veit náttúran meira um líkama okkar en við. Þess vegna er maturinn sem náttúran útbúinn algjörlega réttur fyrir líkama okkar og maturinn sem við útbúum hentar ekki líkama okkar. Þess vegna, þegar fólk borðar náttúrulegan mat, læknast sjúkdómar þeirra, eini munurinn er sá að náttúran hefur fulla þekkingu og við höfum hálf ófullnægjandi.

Ég gat skrifað þessa bók eingöngu og aðeins vegna þess að ég hef lifað lífi helvítis í tvö ár, svo ég veit gildi þessarar þekkingar. Ég hef skrifað þessa bók jafnvel eftir að ég vaknaði klukkan tvö á nóttunni, því ég gat ekki fengið tíma á daginn. Hvers vegna stóð ég á fætur um nóttina og skrifaði, því ég veit verðið á þessari dýrmætu þekkingu. Ég veit þetta, ef ég hefði haft þessa vitneskju áður en ég veiktist þá hefði ég ekki búið í hel í tvö ár.

Kæru lesendur,
Ef það er mótsögn í einhverjum tveim hlutum mínum, þá getur það aðeins verið tvennt, annað hvort get ég ekki útskýrt með orðum eða þú ert ekki fær um að skilja. Við getum ekki tjáð allt með orðum. Segjum til dæmis að þú hafir aldrei borðað papaya,

hvernig get ég útskýrt fyrir þér sætleika papaya. Við köllum hvert sætt sem sætt. En sannleikurinn er ekki þessi. Er sætleikur gulab jamun svipuð sætleika papaya? En við segjum að papaya sé sætt, en Gulab Jamun er líka kallað sætt. Ég er bara að reyna að útskýra að allt er ekki hægt að tjá með orðum, sumt er aðeins skilið með því að upplifa. Þessi fullkomna þekking er full af sannleika, svo vertu laus við efasemdir og tileinkaðu þér þessa þekkingu.

Þakka þér fyrir,

Yogacharya Shri Anmol Yadav

KæriVinir
Ef það eru einhver mistök í þýðingu þessarar bókar, vinsamlegast fyrirgefðu mér, ég er bara að reyna að koma þekkingunni á þessari sönnu og hreinu reynslu til þín á þessu tungumáli. Ég veit gildi þessarar þekkingar. Vegna skorts á þessari þekkingu hef ég þjáðst í 2 ár.

Ég gef alltaf upp tengiliðaupplýsingarnar mínar vegna þess að ég er félagsráðgjafi. Ef þú getur ekki náð í mig, þá er félagsþjónustan mín til einskis. Farsími og whatsapp- (Indland) +91-9115112763, +91-8054499284

Tenglar á samfélagsmiðlum
Youtube - Yogacharya Shri Anmol Yadav
Facebook - Yogacharya Shri Anmol Yadav
Amazon Allar bækur -
www.amazon.com/author/anmolyadav

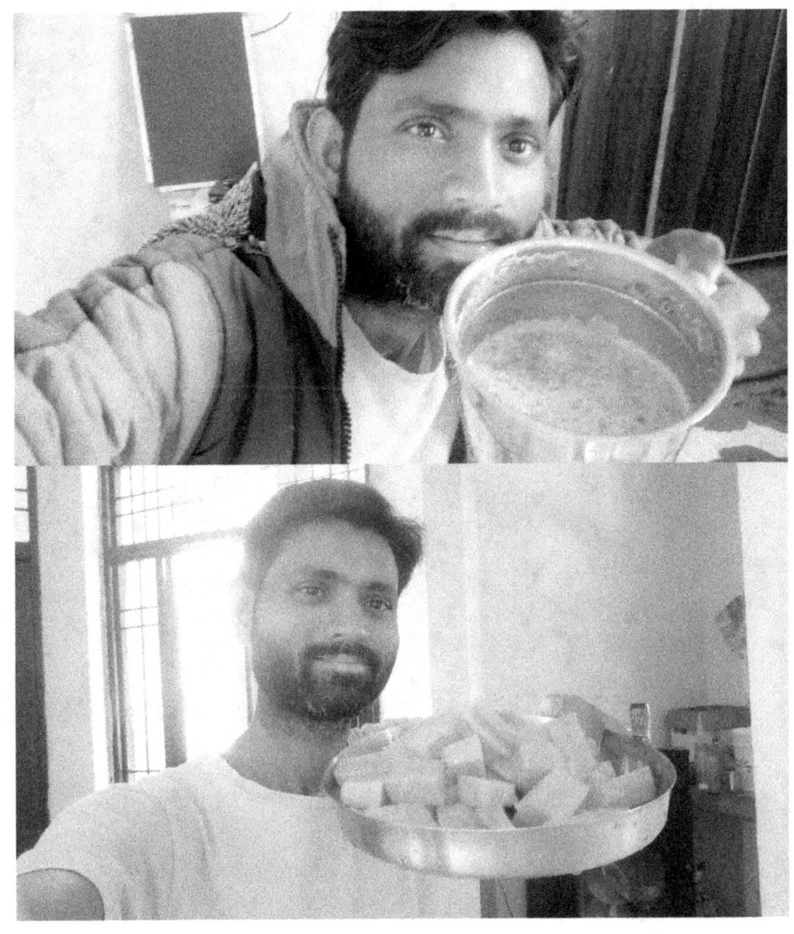

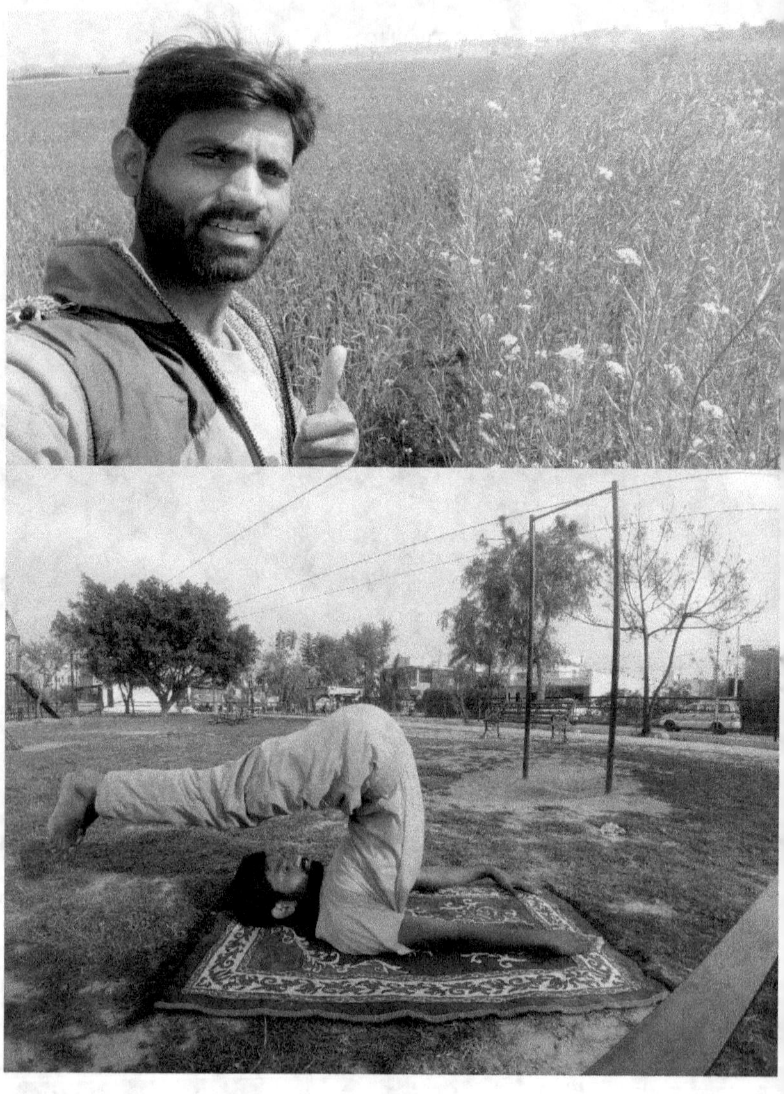

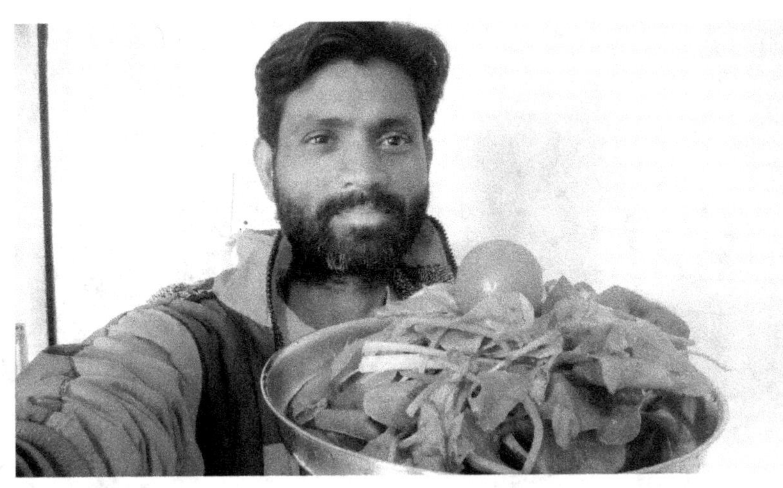

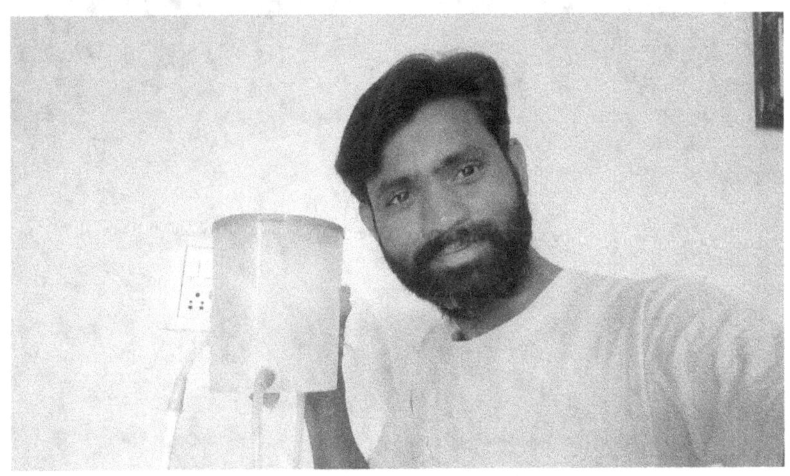

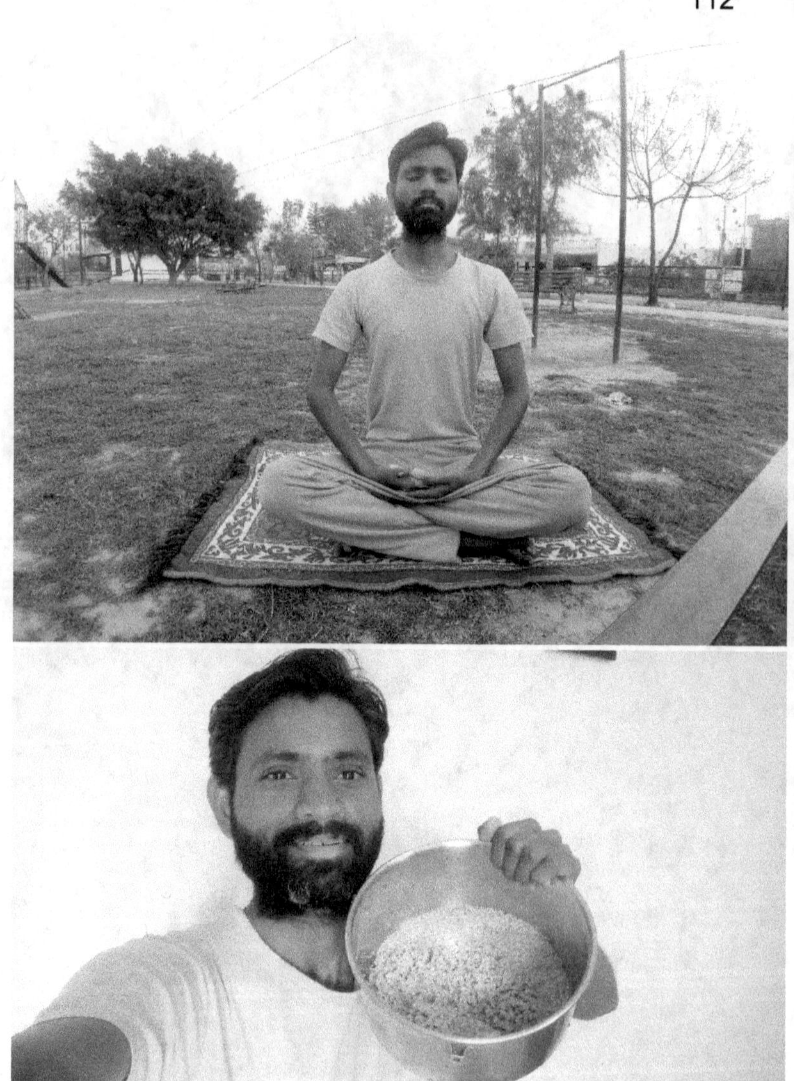

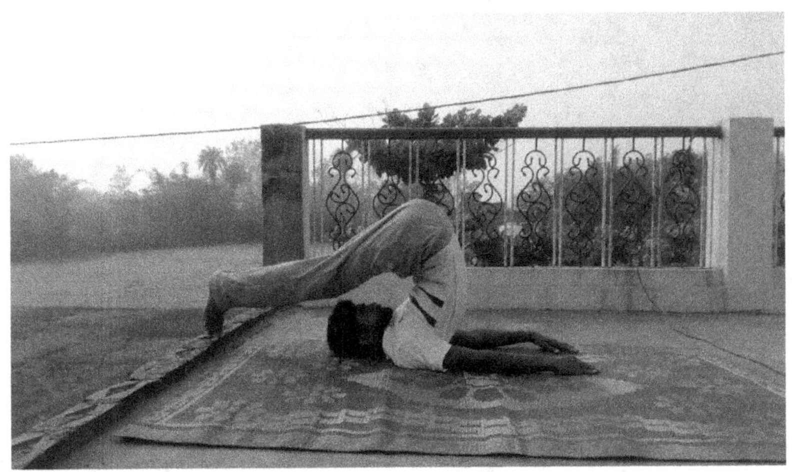

9 798396 690349